Voegeli

Das Asthma und seine Behandlung

Das Asthma und seine Behandlung

Von Dr. med. Adolf Voegeli

3. Auflage

HAUG

Karl F. Haug Verlag · Heidelberg

CIP-Kurztitelaufnahme der Deutschen Bibliothek

Voegeli, Adolf:
Das Asthma und seine Behandlung / von Adolf Voegeli. – 3. Aufl. – Heidelberg: Haug, 1984.
ISBN 3-7760-0193-3

2. Auflage 1981 Karl F. Haug Verlag, Heidelberg
3. Auflage 1984

Verlags-Nr. 8443 · ISBN 3-7760-0193-3

Gesamtherstellung: Druckerei Heinrich Schreck KG, 6735 Maikammer

Inhalt

Einleitung

Das Asthma ist, wie sozusagen alle chronischen Krankheiten, einer causalen, d. h. einer radikalen Behandlung durch die schulmedizinischen Methoden nicht zugänglich. Bei allen diesen chronischen Leiden, d. h. bei denjenigen pathologischen Zuständen, bei denen im Gegensatz zu den akuten, das Heilbestreben des Organismus daniederliegt, also entweder zu schwach ist, um die tieferen Krankheitsursachen auszumerzen oder sogar ganz fehlt, beschränkt sich die Schulmedizin notgedrungen auf symptomatische oder palliative Maßnahmen, in anderen Fällen wie zum Beispiel beim Diabetes und anderen endokrinen Störungen auf die Substitutionstherapie.

Es ist klar, daß Symptomenbekämpfung oder Palliation niemals zur Heilung führen kann, da ja der Arzt damit gerade das Wenige noch bekämpft, was der Körper noch unternimmt, um sich gegen die Krankheit, die sich in Wirklichkeit in verborgenen Regionen abspielt, zu verteidigen. Und was die Substitutionstherapie anbetrifft, so werden einfach die fehlenden Hormone durch analoge tierische oder synthetische Produkte ersetzt, während ein heilender Einfluß auf die daniederliegende körpereigene Hormonsekretion nicht in Frage kommt. Im Gegenteil, die künstliche Einverleibung der Hormone scheint auf manche innersekretorischen Drüsen funktionshemmend zu wirken oder sogar ihre Degeneration zu beschleunigen, wie dies besonders für gewisse Teile der Nebennierenrinde von mehreren Autoren bewiesen worden ist. In anderen Fällen hingegen wie z. B. beim Diabetes kann die Hormontherapie während Jahren durchgeführt und der Patient in einem subjektiv befriedigenden Zustand erhalten werden. Eine Heilung ist das aber natürlich nicht, und der Patient ist ständig auf die Hormoninjektionen angewiesen.

Das Asthma wurde schon vor längerer Zeit als allergische Affektion erkannt. Man hat sich dann gesagt, daß man in jedem Falle herausbringen müsse, auf welche Substanzen der Patient allergisch sei, um versuchen zu können, ihn gegen die betreffende Substanz, oder die Substanzen, zu sensibilisieren. So werden heute die Asthmakranken häufig getestet, und nachdem man die Substanzen erforscht hat, auf welche der Patient hypersensibel ist, spritzt man diese eben zuerst in ganz kleinen Mengen, alsdann in immer größeren Quantitäten ein, in der Hoffnung dadurch den Kranken dazu zu bringen, allmählich diese Produkte zu ertragen, d. h. nicht mehr mit Asthmaanfällen darauf zu reagieren. Gelegentlich wird diese Hoffnung erfüllt, aber der Prozentsatz der durch diese Methode erzielten Heilungen ist sehr klein. Ich habe ständig Gelegenheit, das aufs neue zu erfahren, da in meiner Nähe ein Spezialist für diese Methode praktiziert, der, ohne es zu wollen, in letzter Zeit zu meinem Hauptlieferanten an Asthmakranken geworden ist. Seine Ungeheilten nehmen später meine Hilfe in Anspruch, wenn sie davon hören, daß man mit der Homöopathie auch das Asthma erfolgreich behandeln kann.

Was man im Grunde bei dieser Desensibilisierung macht, weiß man eigentlich nicht, denn selbst die Tatsache, daß der Patient auf gewisse Substanzen allergisch reagiert, läßt nicht erkennen, welche Funktionen bei ihm nicht in Ordnung sind. Die Substanz, auf welche er besonders kräftig anspricht, ist jedenfalls an diesem Zustand nicht schuld, sonst müßte ja jeder Mensch so heftig reagieren, wenn er mit ihr in Berührung kommt. Es muß etwas primär in dem Kranken aus dem Gleichgewicht geraten sein, eine Störung, die sich allerdings meist nur dann bemerkbar macht, wenn ein äußerer Anlaß besteht, d. h. wenn der Patient z. B. Heustaub einatmet, Wetterwechsel eintritt, er eine Gemütserregung erleidet, Austern ißt oder dergleichen. Das Allergen spielt also nur die Rolle einer auslösenden Ursache, während der Krankheitszustand ständig vorhanden ist. Infolgedessen ist auch diese Therapie rein symptomatisch. Selbst wenn sie von Erfolg begleitet ist, so tritt dieser nur dadurch ein, daß man gleichsam eine Gewöhnung an das Allergen zustande bringt, so daß er darauf nicht mehr reagiert, während man am eigentlichen Krankheitszustand nichts ändert. Das zeigt sich schon dadurch, daß Patienten, die seinerzeit mit Erfolg gegen ein Allergen immunisiert wurden, später anfangen können, auf eine andere Substanz mit Asthmaanfällen zu antworten. Mitunter wird auch einfach die allergische Manifestation geändert, mit anderen Worten: nach der Desensibilisierung treten andere allergische Erscheinungen auf, z. B. Heuschnupfen, Ekzeme oder intestinale Reaktionen.

Bei der Homöopathie ist nun das Vorgehen ein ganz anderes: Wir versuchen dadurch, daß wir sämtliche abnormen Reaktionen des Patienten sorgfältig erforschen, einen tieferen Einblick in das Wesen des Krankheitsprozesses zu bekommen. Dabei sind wir uns klar, daß wir mit der Eruierung aller pathologischen Symptome im Bereiche der psychischen, sensoriellen, funktionellen und organischen Sphären zwar das eigentliche Krankheitsgeschehen auch nicht als solches erfassen, sondern nur dessen äußeres Abbild. Was nämlich das Entscheidende ist, das spielt sich nicht in den Bereichen ab, die den menschlichen Sinnesorganen zugänglich sind, selbst dann nicht, wenn wir diese mit Hilfe der modernsten Methoden verfeinern und vertiefen. Denn das krankhafte Geschehen spielt sich im Bereich der Lebenspotentiale ab, und von diesen können uns unsere Sinnesorgane keine Nachricht geben. Es handelt sich hier um eine offenbar äußerst subtile Energie, welche der toten Materie das vermittelt, was wir Leben nennen. Letzteres ist also nicht irgendeine chemische Reaktion, physikalische oder gar materielle Phänomene, von denen unsere Physiologen schon Tausende entdeckt haben und vielleicht auch noch weitere Tausende entdecken werden, sondern eine ganz andere Kategorie von Erscheinungen, die wahrscheinlich auf immer für die forschenden Menschen ein Mysterium bleiben werden. Man täusche sich doch nicht und sei nicht so naiv, glauben zu wollen, daß man durch die Physiologie dem Mysterium des Lebens auch nur um Fingerbreite näher gekommen sei oder kommen werde. Alles, was man erforschen kann, sind nur Parallelerscheinungen des Lebens in der materiellen Sphäre; was das Leben aber eigentlich ist, bleibt für uns ein Rätsel nach wie vor.

Wir können nur indirekt gewisse Einblicke gewinnen, welche uns ermöglichen, auf die pathologischen Abläufe der Lebensreaktionen einzuwirken, indem wir das Objekt unserer Bemühungen, nämlich den kranken Menschen, in seiner Gesamtheit studieren. Wenn wir also neben den bloßen materiellen Organveränderungen auch noch diejenigen Symptome berücksichtigen, welche durch gestörte Funktionen erzeugt werden, ferner solche im Bereich des Sensoriums sowie in der Psyche und schließlich auch alle Reaktionen auf äußere Einflüsse, wie z. B. auf Wetter, Art der Nahrung, Tageszeit, Schlaf, Ruhe, Arbeit, Gemütserregungen usw., gewinnen wir ein wesentlich umfassenderes Bild des kranken Organismus, als wenn wir uns mit der Untersuchung des materiellen Körpers begnügen, und die Fälle, bei denen wir sozusagen nichts finden, wie z. B. beim Asthma, mit einem gelehrten Fremdwort abtun. Denn etwa „Nervosität“ oder „neurovegetative Störungen“ usw. sind viel zu unbestimmte Vorstellungen, als daß sie für die Therapie einen wirklichen Nutzen bringen könnten.

Wie diese Untersuchung im einzelnen durchgeführt wird, was sie bezweckt, auf welche Symptome jeweils besonders Bedacht zu nehmen ist, habe ich in meinen früheren Werken bereits geschrieben und möchte es hier nicht wiederholen.

Die Behandlung des Asthmas zerfällt in 2 Teile, nämlich:

1. Die Behandlung des akuten Anfalles und
2. die Behandlung der vitalen Grundstörung, welche den allergischen Anfällen zugrunde liegt.

Die Behandlung des akuten Anfalls

Die Behandlung des akuten Anfalles ist keineswegs immer leicht. Man nimmt zunächst einmal alle Symptome auf und sondert dieselben dann in 3 Gruppen:
a) konstitutionelle Symptome, die in früheren Lebensperioden vorhanden waren oder jetzt noch vorhanden sind, also z. B. somatische Merkmale, Anfälligkeiten, psychische Besonderheiten und Modalitäten, insofern sie nicht mit dem Anfall zusammenhängen.
b) Symptome, welche periodisch auftreten oder ständig vorhanden sind, und zwar solche aller vier Sphären, die aber nicht regelmäßig einem asthmatischen Anfall parallel gehen.
c) Symptome, welche den asthmatischen Anfall charakterisieren.

Zu diesen gehören vor allem die äußeren Ursachen, welche jeweils einen Asthmaanfall hervorrufen, z. B. Einatmen von Heustaub, Wetterwechsel, Aufnahme gewisser Speisen, Gemütserregungen, Einwirkung von kalter oder warmer Temperatur, der Sonne, geschlossener Räume usw.

Wichtig ist ferner die Art und Weise, wie sich der Anfall abspielt, z. B. ob er von einem Schnupfen oder von einer Erkältung eingeleitet wird, welche sich dann nach den Bronchien fortsetzt und zum asthmatischen Anfall führt, oder ob der Anfall z. B. von Druckempfindlichkeit der Leber begleitet ist, von Depression, Appetitlosigkeit, Heißhunger usw. Als dritte Kategorie muß schließlich die Beschaffenheit des Auswurfs genau ermittelt werden, also z. B. ob er glasig, schleimig, fadenziehend oder dünnflüssig ist, welche Farbe er hat, ob er leicht oder schwer auszuhusten ist, ob das Husten Besserung bringt oder nicht, usw.

Für die Eruierung des akuten Mittels kommen in erster Linie die Symptome der Gruppe c) in Betracht, während man zunächst von den Symptomen der Gruppe a) und b) absieht. Die häufigsten Mittel, welche beim akuten Anfall angezeigt sind, sind folgende:

A Die häufigsten Mittel

1. *Blatta orientalis*

Asthma mit Begleitbronchitis und eitrigem Auswurf. Plethorische und korpulente Patienten scheinen auf dieses Mittel besonders gut anzusprechen. Es wird empfohlen, das Mittel zunächst in ganz niederen Potenzen zu geben, also z. B. D2 oder D3. Ist der Anfall gebrochen und besteht Husten weiter, gibt man eine C30, einige Kügelchen in einem Glas Wasser aufgelöst und während eines Tages gegeben. Alsdann ist das Mittel abzusetzen, da bei Weiterfahren mit demselben häufig Prüfungssymptome, also wieder Husten- und Asthmaanfälle auftreten.

2. *Ipeca*

Der Asthmaanfall ist begleitet von häufigem Niesen oder von allergischem Schnupfen, ferner von heftigem und fast kontinuierlichem Husten, der sich insbesondere bei jedem Atemzug kundgibt. Die Lunge ist voll Schleim und voller Rasselgeräusche. Oft besteht livide oder blaue Gesichtsfarbe und Übelkeit. Hinzu kommen meist Heiserkeit oder Aphonie. Das Sputum ist nicht charakteristisch, außer daß eine gewisse Neigung zu Blutungen besteht, welche sich oft durch Blutbeimengungen im Sputum oder durch Nasenbluten zu erkennen gibt. Diese Blutungsneigung wird schon durch die geringste körperliche Anstrengung verstärkt. Das Blut ist hellrot. Typisch für *Ipeca* ist eine normale, rote Zunge. Psychisch ist der Patient reizbar, voller Wünsche, weiß aber nicht recht, was er sich wünschen soll.

3. *Sticta pulmonaria*

Dieses Mittel kommt hauptsächlich in Betracht, wenn jeder Schnupfen zu einer absteigenden Bronchitis Anlaß gibt, wobei es dann zu Asthmaanfällen kommt. Häufiges Niesen ist ebenfalls typisch. Der Schnupfen beginnt mit einem Fließschnupfen, der meist aber schon nach einigen Stunden trocknet und dann zu einer Trockenheit der Nasenschleimhäute führt mit einem ständigen Verlangen, die Nase zu schneuzen, wobei aber nichts zutage gefördert wird. Bildung von trockenen Borken in der Nase. Tracheitis. Schmerzen unter dem Sternum, welche nach der Wirbelsäule ausstrahlen. Der Husten ist immer schlimmer gegen Abend und bei Ermüdung.

Psyche: starkes Redebedürfnis.

Sensorium: Empfindung, als ob der Patient in der Luft schwebe.

Schlimmer: plötzlicher Temperaturwechsel.

4. *Chelidonium majus*

Dieses Mittel ist häufig wirksam, wenn die Asthmaanfälle in der Nacht und plötzlich auftreten und gleichzeitig eine Leberanamnese besteht, wobei es genügt, wenn gelegentlich die Leber etwas schmerzt oder druckempfindlich ist und besonders, wenn ein Schmerz in der Gegend des rechten unteren Schulterblattwinkels besteht. Häufig ist auch ein ganz typisches Kopfweh, das über dem rechten Auge sitzt, nach dem rechten Ohr und nach der rechten Seite des Nackens ausstrahlt oder umgekehrt, d. h. vom Nacken nach dem rechten Ohr und in die rechte Supraorbitalgegend geht.

Der Patient ist charakterisiert durch seine Frostigkeit; er hat ständig kalte Füße und Hände, ferner besteht eine typische Stuhlverstopfung mit Schafkotstuhl sowie eine Anfälligkeit der rechten Lunge für Bronchitis und Pneumonie.

Psyche: Rechtslateralität.

Verschlimmerung: Bewegung, Wetterwechsel, nachts, am frühen Morgen.

Besser: beim Essen, vor allem Mittagessen, sanfter Druck.

5. *China*

Dieses Mittel ist dadurch charakterisiert, daß die Anfälle bei feuchtem Wetter auftreten. In diese Gruppe gehören auch *Dulcamara* und *Natrium sulfuricum*, letzteres ein sykotisches Mittel. Der Chinapatient ist charakterisiert durch seine Neigung zu Blähungen und zu aufgetriebenem Leib, wobei Aufstoßen und Windabgang nicht bessern. Viel Schleim in der Brust mit heftigem, hackendem Husten, besonders nach dem Essen.

Verlangen nach Süßem; Neigung zu Blutungen (Metrorrhagie und Epistaxis). Blaue Augenringe. Durchfall mit unverdauten Stühlen.

Psyche: wortkarg, indifferent, ungehorsam. Gedankenzudrang, welcher den Schlaf behindert. Rücksichtslos, so daß er oft die Gefühle der andern verletzt.

Schlimmer: feuchtes Wetter, nach dem Essen, Verlust von Körpersäften (Blutungen, Schweiß, Samenverlust usw.).

Besser: Wärme, frische Luft, trockenes Wetter.

6. *Ambra grisea*

Dieses Mittel ist besonders charakterisiert dadurch, daß die Asthmaanfälle nach Gemütserregungen auftreten, ferner, wenn der Patient sich in größerer Gesellschaft aufhalten muß oder mit Personen zusammentrifft, die ihm unsympathisch sind.

7. *Dulcamara*

Das Dulcamaraasthma tritt vor allem im Herbst auf, wenn auf schöne, warme, sonnige Tage kühle Nächte folgen oder überhaupt bei Wetterwechsel in der Richtung nach feucht-kaltem Wetter. Das Asthma ist meist begleitet von trockenem Schnupfen und von verstopfter Nase. Der Ausfluß und das Sputum sind meist gelb und dick. Durch warme Umschläge auf die Nase oder sonstige Wärme bringt man die Nase zum Fließen, was erleichtert. Der geringste Luftzug hingegen führt zu vollständiger Verstopfung der Nase. Der Schleim aus der Lunge ist schwer auszuhusten.

8. *Carbo vegetabilis*

Dieses Asthma wird vor allem verschlimmert durch feucht-warmes Wetter, genau wie bei *Belladonna.* Der Patient ist charakterisiert durch seinen Lufthunger und seine Fröstеligkeit, die insbesondere die Beine betrifft, und zwar von den Knien bis zu den Füßen. Trotz dieser Fröstеligkeit verlangt er nach frischer Luft und hat eine Abneigung gegen das warme Zimmer. Starker Lufthunger. Neigung zu Dyspnoe und livider Gesichtsfarbe. Tendenz zu Blähungen im Bereiche des Abdomens, besonders im oberen Teil desselben.

Psyche: Abneigung gegen Dunkelheit, Angst vor Geistern.

Schlimmer: feucht-warmes Wetter, nachts, fette Nahrung.

Besser: Aufstoßen, Luftzufächeln, frische Luft.

9. *Pulsatilla*

Besonders angezeigt beim Asthma, das regelmäßig abends auftritt, und zwar bei sensiblen, empfindsamen Personen, die außerordentlich abhängig sind vom Verhalten ihrer Umgebung, das heißt, ob man lieb oder grob mit ihnen umgeht. Sehr starker Gemütswechsel. Sie vertragen weder Fett noch das warme Zimmer, haben meist livide Extremitäten und livide Gesichtsfarbe sowie eine verlangsamte und schlechte Zirkulation des Blutes in den Beinen.

10. *Coccus cacti*

Dieses Asthmamittel ist besonders charakterisiert durch das zähe, glasige Sputum, das mit starken Hustenanfällen ausgeworfen wird, welche bei Kindern oft sogar in Erbrechen ausarten. Im Urin befindet sich oft Ziegelmehlsediment, ferner besteht eine Neigung zu Nierensteinen und zu Hämaturie. Linkslateralität.

Schlimmer: nach Schlaf, durch Kleiderdruck, geringste körperliche Anstrengung.

11. *Grindelia*

Dieses Mittel hat als Hauptsymptom eine chronische Asthmabronchitis. Das Asthma wird verschlimmert durch Liegen und nachts. Muß beim Einschlafen aufsitzen, um besser atmen zu können.

Leitsymptome: Schmerzen in der Milzgegend, welche gegen die Hüften ausstrahlen. Schmerzen in den Augäpfeln, welche gegen das Hirn ausstrahlen und durch Bewegung der Augen verschlimmert werden. Pupillen dilatiert. Pfeifende Rasselgeräusche und Aushusten eines schaumigen Schleimes, der sehr schwer hochzubringen ist. Das Aushusten des Schleimes bessert. Neigung zu Hautausschlägen von purpurartiger Farbe, ferner Anfälligkeit für Herpes zoster.

12. *Pothos foetida*

Dieses ist das typische Mittel für Asthma, das beim Einatmen von Staub auftritt, insbesondere von Heustaub. Es ist begleitet von spastischen Schmerzen im Abdomen und auch an anderen Orten. Oft ist das Abdomen aufgetrieben. Die Asthmaanfälle sind ferner von Herzensangst und Schweißausbruch begleitet. Häufiges Niesen mit Schmerzen, die nach der Kehle ausstrahlen. Taubheitsgefühl in der Zunge.

Besser: nach reichlichem Stuhlgang.

13. *Belladonna*

Dieses Mittel eignet sich hauptsächlich beim Asthma der Kinder, welche aufgeregt sind, rasch einen roten Kopf bekommen und zu Zorn neigen. Ein wichtiges sensorielles Symptom ist die Trockenheit der Kehle, welche oft zu einem Kitzelhusten führt mit kurzen, heftigen, trockenen Hustenstößen. Nachtverschlimmerung. Meist spastische Symptome im Abdomen. Durstlosigkeit trotz der Trockenheit der oberen Luftwege.

Die Anfälle sind außerordentlich heftig, plötzlich auftretend und klingen ebenso rasch ab.

Schlimmer: Erschütterung, Sonnenbestrahlung, kalte Winde, nachts.

14. *Ptelea*

Ptelea ist ein Lebermittel. Die Leber scheint bei den Asthmaanfällen oft eine wichtige Rolle zu spielen. Sie ist schmerzhaft oder druckempfindlich, oft besteht auch nur ein Schweregefühl in der Lebergegend. Diese Symptome sind deutlich verschlimmert bei linker Seitenlage. Es besteht bitterer Geschmack im Munde; die Zunge ist weiß belegt, manchmal auch gelb-braun. Oft Völlegefühl oder Empfindung wie von einem Stein auf dem Magen, begleitet von Aufstoßen und Übelkeit, mitunter auch von Erbrechen. Sehr oft stehen die Magenbeschwerden im Vordergrund, doch werden sie von der Leber ausgelöst. Die Asthmaanfälle sind meist schlimmer beim Liegen auf dem Rücken, ferner am Abend und in der ersten Hälfte der Nacht. Genuß von Käse kann Asthmaanfälle und andere Beschwerden hervorrufen, insbesondere solche von seiten der Leber und des Magens. Genuß von sauren Speisen und Getränken, wie Zitronen, Salaten, Essiggurken usw. bewirkt Besserung.

15. *Lobelia inflata*

Ein allgemein bekanntes und häufig angewandtes Asthmamittel, wirkt aber, wie alle, homöopathisch nur, wenn seine charakteristischen Symptome vorhanden sind, sonst ist seine Verordnung völlig zwecklos. Der Lobeliapatient ist ein typischer Vagotoniker mit schlaffen Muskeln, Neigung zu Übelkeit, Erbrechen und Dyspepsie. Er ist in der Regel korpulent und von heller Haut- und Haarfarbe. Unterdrückte Ausflüsse, also z. B. unterdrückter Fußschweiß, Einträufeln von Nasentropfen zwecks Sekretionshemmung bei Schnupfen, plötzliches Aufhören der Regel oder Verstopfung können hier Asthmaanfälle auslösen. Empfindung, als ob das Herz stillstehen würde, ist typisch. Den Asthmaanfällen geht oft eine Empfindung von Prickeln im ganzen Körper voraus. Sie sind ferner begleitet von allgemeiner Schwäche, besonders in der Magengegend. Der Patient greift sich beim Anfall an die Kehle. Übrige Symptome: Speichelfluß, guter Appetit mit weißbelegter Zunge und metallischem Geschmack im Mund. Morgenübelkeit, rötliches Sediment im Urin. Abneigung gegen Tabakrauch, auf den er geradezu allergisch ist.

Schlimmer: Tabak, geringste Bewegung (während eines Anfalles), kaltes Abwaschen, Kälte überhaupt.

Besser: gegen Abend, Wärme.

16. *Stercula*

Das Mittel ist wenig geprüft, wird aber bei Asthma empfohlen, insbesondere bei Neurasthenikern mit schwachen Herzen, die besonders anfällig für die Krankheit sind. Da wenig Symptome dieses Mittels bekannt sind, gibt man es in Urtinktur 3 bis 6 Tropfen dreimal täglich.

17. *Viscum album*

Das Mittel ist charakterisiert durch einen langsamen Puls infolge von Vagotonie, es hat ferner rheumatische Symptome, insbesondere schießende Schmerzen in beiden Oberschenkeln und gelegentlich auch in den oberen Extremitäten. Auch Lumbosacralschmerzen kommen vor, welche sich im Bette verschlimmern. Ferner Pruritus am ganzen Körper, rheumatische Schmerzen im Knie und Fußgelenk, welche abwechseln mit Schmerzen in Schulter und Ellenbogen. Das Asthma ist ein Begleitsymptom dieser gichtisch-rheumatischen Diathese. Es wird vor allem verschlimmert durch Liegen auf der linken Seite.

Weitere Verschlimmerungen: Winter, Kälte, stürmisches Wetter, im Bett.

B Repertorium des akuten Asthmaanfalles

1. *Auslösende Ursachen:*

Ärger, Verdruß: *Chamomilla, Arsenicum, Nux vomica.*
Gefühlserregungen (besonders in Gesellschaft): *Ambra grisea.*
Durch Schnupfen: *Aralia racemosa, Naja, Nux vomica, Sticta pulmonaria.*

Im Kindesalter: *Sambucus, Natrium sulfuricum, Thuja.*
Bei alten Leuten: *Ambra grisea, Arsenicum, Baryta carbonica, Carbo vegetabilis, Conium.*
Durch Erkältung: *Lobelia, Podophyllum, Pulsatilla, Spongia, Silicea.*
Bei Eintreten kalter Witterung nach schönem Wetter: *Dulcamara.*
Durch feuchtes Wetter: *Aurum, China, Dulcamara, Natrium sulfuricum.*
Bei Aufenthalt an Flußläufen und Seen: *Natrium sulfuricum.*
Durch trockene Kälte: *Aconit, Causticum, Hepar sulfuris, Nux vomica, Petroleum.*
Durch Einatmen von Staub, besonders Heustaub: *Pothos foetida.*
Bei feucht-kaltem Wetter: *Dulcamara, Medorrhinum, Natrium sulfuricum.*
Nach Gemütsbewegungen: *Aconit, Coffea, Gelsemium, Ignatia, Nux vomica, Palladium.*
Durch Gewitter: *Silicea, Luesinum.*
Durch Heuschnupfen: *Arsenicum album, Arsenum jodatum, Jodum, Lobelia inflata. Lachesis, Naja, Natrium sulfuricum, Nux vomica, Sabadilla, Silicea, Sticta, Sinapis nigra.*
Durch und nach Schlaf: *Arsenicum album, Carbo vegetabilis, Hepar sulfuris, Kalium carbonicum, Lachesis, Grindelia, Sulfur.*
Nach Trauma des Zentralnervensystems (Commotio cerebri, Verletzungen der Wirbelsäule): *Hypericum.*
Durch warmes feuchtes Wetter: *Carbo vegetabilis, Lachesis.*
Durch warmes Zimmer: *Ammonium carbonicum, Bryonia, Kalium sulfuricum.*
Durch Wetterwechsel: *Arsenicum album, Chelidonium, Dulcamara.*
Durch Zorn: *Arsenicum album, Chamomilla.*
Durch Luftzug: *Silicea, Psorinum.*
Durch Impfungen: *Thuja, Silicea,* betreffende Nosode.
Durch Auftreibung des Abdomens: *Carbo vegetabilis, Chamomilla, China, Nux vomica, Sulfur.*
Durch und nach Unterdrückung von Hautausschlägen durch Medikamente oder Salben: *Apis, Arsenicum album, Carbo vegetabilis, Dulcamara, Ferrum metallicum, Ipeca, Psorinum, Pulsatilla, Sulfur, Tuberculinum.*

2. *Alternierendes Auftreten von Asthma mit anderen Krankheitsmanifestationen*

Mit Hautausschlägen: *Caladium, Croton tiglium, Causticum, Hepar sulfuris, Kalmia, Rhus toxicodendron, Sulfur, Tuberculinum.*
Mit Gicht oder rheumatischen Anfällen: *Benzoes ac., Lycopodium, Sulfur.*
Mit spastischem Erbrechen: *Cuprum metallicum, Ipeca.*
Mit nächtlicher Diarrhoe: *Kalium carbonicum.*

Mit Urticaria: *Caladium.*
Mit Kopfschmerz: *Angustura vera, Glonoinum, Kalium bromatum.*

3. Verschlimmerungen

Zeitliche
Morgens früh: *Aurum, Calcium carbonicum, Carbo vegetabilis, Coffea, Conium, Kalium carbonicum, Mephitis, Veratrum album.*
Beim Erwachen: *Alumina, Conium, Sepia.*
Um 11 Uhr: *Ferrum metallicum.*
Nachmittags: *Lobelia.*
Abends: *Cistus, Pulsatilla, Sulfur, Zincum.*
Nachts a) vor Mitternacht: *Ant. tart., Arsenicum, Chelidonium, Chloralum, Lachesis, Mephitis, Pulsatilla, Sulfur, Luesinum, Thuja.*
Nachts b) nach Mitternacht: *Arsenicum album, Carbo vegetabilis, Graphites, Lachesis, Sambucus.*
2 Uhr morgens: *Arsenicum album, Kalium bichromicum, Rumex.*
Zwischen 2 und 3 Uhr morgens: *Kalium arsenicosum, Kalium carbonicum.*
3 Uhr: *China, Cuprum, Kalium carbonicum, Kalium nitricum.*
4 bis 5 Uhr: *Natrium sulfuricum, Stannum.*

Andere Verschlimmerungen:
Durch Schlaf: *Aconit, Arsenicum album, Lachesis, Hepar sulfuris, Kalium carbonicum, Sulfur.*
Beim Essen: *Kalium phosphoricum, Nux vomica, Pulsatilla.*
Durch rasches Laufen: *Ferrum metallicum.*
Im Herbst: *China, Dulcamara.*
Beim Sprechen: *Drosera, Mephitis.*
Im Sommer: *Luesinum.*
Durch Gerüche: *Sanguinaria.*

4. Besserung

An der Meeresküste und auf dem Meere: *Bromum.*
Vorwärtsbeugen: *Kalium carbonicum.*
Aufstoßen und Windabgang: *Carbo vegetabilis, Nux vomica.*
In Knie-Ellenbogen-Lage oder auf dem Bauche liegend: *Psorinum, Podophyllum.*
Durch Bewegung: *Lobelia inflata.*
Durch Stuhlgang: *Pothos foetida.*
Durch Erbrechen: *Cuprum metallicum.*
In feuchtem Wetter: *Causticum, Hepar sulfuris.*
In frischer Luft: *Naphthalinum.*

In Höhenlage: *Luesinum.*
Durch Unterdrückung akuter Exantheme (Masern usw.), z. B. durch kalte Bäder, Antibiotica etc.: *Apis, Pulsatilla.*
Durch Unterdrückung von Fußschweiß (Pinselungen, kalte Bäder usw.): *Oleum animale, Silicea.*
Anmerkung: Diese Modalitäten gelten alle auch für das chronische Asthma.

C Dosierung

Die Verordnung des Mittels in der 30C nach Hahnemann oder Korsakoff zubereitet: 5 Kügelchen in einem Glas Wasser auflösen und eßlöffelweise gegeben, zuerst in etwa halbstündigen, dann in 2- bis 4stündigen Intervallen, hat sich mir am besten bewährt. Sehr oft verschwindet das Asthma schon nach einigen Sekunden oder Minuten nach dem Einnehmen des ersten Löffels. In den wenigen Fällen, wo ich niederere Potenzen versucht habe, z. B. D 3 und D 6, haben mir diese auch gute Resultate gegeben; sie haben eine größere therapeutische Breite, d. h. sie entfalten auch noch eine Wirkung bei nicht ganz präziser Mittelwahl, wirken aber im allgemeinen langsamer und weniger nachhaltig. Es ist jedoch auch dem Anfänger zu empfehlen, in der Regel nicht unter die 30 C zu geben, weil er nur dann genau verschreiben lernt, wenn er aus der Mittelwirkung erkennt, ob die Verschreibung korrekt war oder nicht. In den niederen Potenzen, wo möglicherweise nicht nur eine dynamische, sondern auch noch eine Substanzwirkung mitspielt, ist dies aus dem obigen Grunde und wegen der größeren therapeutischen Breite nicht so in die Augen springend.

Im allgemeinen sind die meisten homöopathischen Ärzte, insbesondere die Anfänger, in der Dosierungsfrage viel zu ängstlich. Unsere Mittel sind ja völlig ungiftig und ihre Wirkung ist dynamisch, induktiv, das heißt, sie ist zu vergleichen mit einem Funken in einem Pulverfaß. Zündet er, so spielt es keine Rolle, ob dieser Funken größer oder kleiner ist, mehrfach wiederholt wird oder nicht, die Explosion erfolgt in gleicher Weise. Zündet er hingegen nicht, was der Fall ist, wenn das Mittel nicht hinreichend homöopathisch gewählt wurde, dann nützt eine Wiederholung ebensowenig wie eine Erhöhung der Konzentration oder eine Erhöhung der Potenz.

Gewisse Mittel gibt man aber mit Vorteil auch im akuten Anfall in höheren Potenzen, dies gilt z. B. für *Lachesis* und *Kalium bichromicum,* welche nicht unter der 12 LM oder der 200 C gegeben werden sollten, da sie sonst nur eine geringe Wirkung entfalten. Auch bei den Asthmafällen, bei denen emotive oder andere psychische Einflüsse eine Rolle spielen, sollte nicht unter die 30 C oder die 12 LM gegangen werden, da sonst die Wirkung ebenfalls ungenügend ist.

Beim akuten Anfall tritt äußerst selten eine Verschlimmerung ein durch Verabfolgung einer homöopathischen Potenz, gleichgültig ob sie nieder oder hoch gewählt wurde. Zieht das Mittel, so folgt fast augenblicklich, gelegentlich auch erst nach 5 bis 10 Minuten, ein Abklingen des Anfalls.

Gibt man hingegen das Mittel im anfallsfreien Intervall, z. B. bei der konstitutionellen Kur des chronischen Asthmas, so können durch das Mittel Asthmaanfälle provoziert werden. Diese sind allerdings meist leicht und werden von dem Patienten gut ertragen, ohne daß man irgendwie mit symptomatischen Mitteln eingreifen müßte.

Beim Asthmakranken Mittel im Wechsel oder mehrere Mittel gleichzeitig zu geben, ist durchaus verwerflich, da bei dieser Krankheit alles darauf ankommt, daß man eine möglichst genaue Vorstellung von der inneren, dynamischen Struktur des Patienten und seiner reaktionellen Eigenart bekommt. Dies läßt sich nur dadurch ermitteln, daß man genau feststellt, wann, wie und wie stark der Kranke auf die verschiedenen Mittel reagiert. Daß solche Beobachtungen, welche für die Weiterführung der Kur von außerordentlichem, ja entscheidendem Wert sind, nur bei Verabfolgung eines *einzigen* Mittels zu machen sind, versteht sich von selbst. Ob man im *akuten* Anfall ein oder zwei oder sogar drei Mittel im Wechsel oder gleichzeitig gibt, kommt nicht so sehr darauf an, denn wenn das richtige Mittel dabei ist, wird der Anfall in der Regel trotz der Mitwirkung der anderen, weniger gut indizierten Mittel kupiert, es sei denn, daß antagonistische Mittel gleichzeitig verordnet wurden. Für die Zukunft des Kranken hingegen spielt dies eine große Rolle, indem der Therapeut bei dieser ungefähren Methode weder die spezifische Struktur des Kranken noch die spezifische Wirkung der Mittel hinreichend genau kennenlernt, um später präzise verordnen zu können. So wirkt sich ein solches Vorgehen als schwere Hypothek auf die Zukunft aus; ein solcher Arzt wird zwar mit akuten Krankheiten meist schlecht und recht fertig werden, er wird aber in chronischen Fällen versagen, weil sein Wissen zu wenig präzis ist und nicht hinreichend in die Tiefe geht.

Die Behandlung der dem Asthma zugrundeliegenden Diathesen

(radikale Asthmakur zum Zwecke der Dauerheilung)

Wie von HAHNEMANN[1]) in seinem fundamentalen Werke über die chronischen Krankheiten dargelegt wurde und auch der Verfasser in mehreren Werken betont hat, liegen allen chronischen Krankheiten erworbene oder angeborene Diathesen zugrunde, welche den Boden für das chronische Leiden erzeugt haben und es unterhalten. Es handelt sich natürlich ebenfalls um Fehlreaktionen, die nicht dem materiellen Körper, sondern den ihm übergeordneten Vitalorganisationen angehören und Veranlassung dazu geben, daß z. B. gewisse Elemente nicht im normalen Verhältnis zueinander in den Organismus eingebaut werden oder daß gewisse Entgiftungsreaktionen nicht in normaler Weise stattfinden oder drittens, daß endlich gewisse Überempfindlichkeitsreaktionen auftreten, welche dann aus geringen Ursachen heraus zu explosiven pathologischen Manifestationen, wie also z. B. zu Asthmaanfällen, zu Rheumatismus und anderen Erscheinungen führen[2]). Für das Nähere verweise ich auch auf die unten angeführten Werke.

Hier möchte ich nur das Wesentliche mitteilen, insbesondere das, was auf das Asthma Bezug hat.

Zunächst muß ich darauf hinweisen, daß nicht alle homöopathischen Schulen diese Lehre der chronischen Krankheiten anerkennen. Viele lehren, man solle stets das am meisten homöopathische Mittel eruieren, ohne sich um HAHNEMANNS „fragwürdige" Diathesenlehre zu kümmern, von der noch dazu behauptet wird, daß sie zum Teil im Widerspruch mit den anfänglich von HAHNEMANN vertretenen Prinzipien stehe. Die Ablehnung der Diathesenlehre rührt meines Erachtens daher, daß die betreffenden Schulen nur tiefe Potenzen verwenden, dies lediglich aus der theoretischen Erwägung heraus, daß über die 10. Centesimalpotenz hinaus keine Moleküle der Ausgangssubstanz mehr in den Mitteln vorhanden seien, weshalb solche Potenzen nicht wirken könnten. Diese Einstellung stammt aus der Zeit, da die materialistischen Anschauungen Allgültigkeit besaßen und insbesondere von der Schule als allein zu Recht bestehende Ansichten anerkannt wurden. Ich habe mich mit diesem Problem des öfteren auseinandergesetzt[3]) und möchte hier nur die Frage stellen: Wieso kam man zu

1) Hahnemann, S.: Die chronischen Krankheiten, ihre eigentümliche Natur und homöopathische Heilung. Faksimile-Ausgabe, 2. Nachdruck, Karl F. Haug Verlag, Heidelberg 1979.

2) Voegeli, A.: Die rheumatischen Erkrankungen – ihre rationelle Behandlung und Heilung. 3. Aufl., Karl F. Haug Verlag, Heidelberg 1979.
— : Heilkunst in neuer Sicht. Ein Praxisbuch. 4. Aufl., Karl F. Haug Verlag, Heidelberg 1981.

3) — : Hochpotenzen, Klassische Homöopathie, Bd. III, 1959, S. 11 und dto. S. 121. Ist das homöopathische Mittel materieller Natur oder wirkt in ihm ein anderer Wirkungsfaktor nicht materieller Art, Klassische Homöopathie Bd. IV, 1960, S. 252.

der Behauptung, daß bloß materielle Substanzen auf den menschlichen Organismus einwirken könnten, da man doch über hinreichende Erfahrungen in der Richtung verfügt, daß auch Einflüsse nicht materieller Art Reaktionen im Menschen hervorrufen können? Jedermann weiß doch, daß z. B. Überarbeitung Krankheitsbereitschaft erzeugt und daß schließlich aus solchen Gründen Krankheit auch auftreten kann. Ferner, daß z. B. Traurigkeit bei gewissen Menschen Verstopfung hervorruft, eine unangenehme Nachricht einem Menschen den Appetit verschlägt, Angst und Furcht den Menschen erbleichen läßt oder Zittern herbeiführt, während eine fröhliche Gemütslage alle Funktionen viel harmonischer ablaufen läßt, so daß der Mensch bei guter Gemütslage zahlreiche Krankheiten leichter überwältigt, als wenn er von düsteren Ahnungen geplagt oder von Sorgen heimgesucht wird.

Wir wissen auch, daß z. B. die vor einem Gewitter herrschende Luftelektrizität Krankheitssymptome hervorrufen kann, daß Feuchtigkeit rheumatische oder asthmatische Anfälle auslösen, der Schlaf gewisse Krankheitssymptome beseitigen, aber bei anderen Personen solche hervorrufen kann, kurz, daß es also eine Unmenge Faktoren nichtmaterieller Natur gibt, die einen ganz erheblichen Einfluß auf das Leben des Menschen haben können, zum Teil im guten, zum Teil im schlechten Sinne. Wieso kommt man dazu, aus theoretischen Erwägungen heraus einfach den Einfluß von Mitteln abzulehnen, welche zugegebenermaßen keine Substanz mehr enthalten, deren Wirkung aber millionenfach erprobt und bewiesen wurde?

Es muß hier eben ein anderes Prinzip wirksam sein. Offenbar ist in diesen Potenzen irgendein besonderer energetischer Zustand wirksam, der durch Induktion die Lebensvorgänge im Menschen beeinflußt und zwar bei richtiger Wahl des Mittels und der Potenzhöhe in günstigem Sinne. Weil aber die obengenannten Schulen ihre Anhänger gelehrt haben, man solle nur Potenzen verordnen, in denen noch Moleküle der Ausgangssubstanz vorhanden sind, beschränken sich die Anhänger derselben auf Verdünnungen, die unter der 10. Centesimalpotenz liegen, ja, sie gehen meist noch viel tiefer hinunter auf die D6 oder gar D3. In tiefen Potenzen gegeben sind aber fast alle konstitutionellen Mittel nur von ganz geringer Wirksamkeit, meist sogar völlig wirkungslos. Die obige Erfahrung mit den Tiefpotenzen hat diese Schulen dazu geführt, die HAHNEMANNsche Diathesenlehre abzulehnen.

Schuld daran ist aber nicht die HAHNEMANNsche Lehre, sondern ihre abgeänderte Handhabung. Indem man mit Tiefpotenzen Umstimmungen im menschlichen Organismus zu erzielen suchte, die nur mit Hochpotenzen herbeizuführen sind, entzog man dieser grundlegenden HAHNEMANNschen Entdeckung den Boden. Der Mißerfolg beruht aber nicht auf der HAHNEMANNschen Doktrin, sondern auf der unrichtigen Anwendung der HAHNEMANNschen Prinzipien.

Nach der HAHNEMANNschen Lehre gibt es 3 Grunddiathesen: die Psora, die Sykose und die Syphilis. Auf dieser Grundlage entwickeln sich seiner Meinung nach alle chronischen Krankheiten. In neuerer Zeit wurde diese Lehre noch erweitert, insbesondere von Nebel, welcher den Tuberkulinismus als weitere Reaktionsanomalie diesen Diathesen eingereiht hat. Der Verfasser hat in mehreren Werken und Vorträgen zu zeigen versucht, daß viele Gründe dafür sprechen, als Psora nur diejenigen Anomalien zu betrachten, welche auf unrichtiger Assimilation der den Körper aufbauenden Elemente und Mineralien beruhen, während z. B. den Metallen, die Hahnemann auch zum Teil in die psorische Gruppe eingereiht hatte, eine etwas andere Bedeutung zukommt, die wir meinem Vorschlage nach als katalysatorische Störungen bezeichnen wollen.

Schließlich können gelegentlich wohl fast alle Krankheiten, die der Mensch durchmacht, also z. B. Masern, Scharlach, Keuchhusten, Typhus usw. zu Änderungen seiner Reaktionsbereitschaft führen, die auch nach der Heilung dieser Krankheit bestehen bleiben. Dies tritt vor allem dann ein, wenn solche Krankheiten abnorm verlaufen oder wenn wichtige Symptome derselben nicht in Erscheinung getreten sind, z. B. infolge Unterdrückung durch Medikamente, kalte Bäder und dergleichen. Demgemäß können wir die konstitutionellen Mittel in folgende Gruppen einteilen.

1. Psora (Assimilationsstörungen im Bereiche der Elemente und mineralischen Salze, aus denen der Körper aufgebaut ist).
2. Tuberkulinismus (Änderung der Reaktionsbereitschaft infolge durchgemachter Tuberkulose oder infolge tuberkulinischer Heredität).
3. Diathesen, beruhend auf abnorm verlaufenen oder unterdrückten interkurrenten Erkrankungen wie Masern, Scharlach, Diphtherie, Typhus usw.
4. Sykose.
5. Syphilitische Diathese.
6. Katalysatorische Störungen (mangelnde Assimilation gewisser für den Körper wichtiger Metalle).

In meinen früheren Arbeiten, insbesondere in dem Buche über rheumatische Erkrankungen, habe ich diese Diathesen näher besprochen, weshalb ich auf jene Veröffentlichungen verweise. Es kann gesagt werden, daß grundsätzlich bei jeder chronischen Krankheit irgendeines der den sechs obengenannten Diathesen-Gruppen zugehörenden Mittel heilkräftig sein kann. Auf der anderen Seite aber ist es doch auch so, daß für jede chronische Krankheit vorzüglich eine bestimmte Anzahl Mittel in Betracht kommt, welche ich nun im folgenden, soweit sie für das Asthma wichtig sind, besprechen werde.

Zunächst sei vorangeschickt, daß beim Asthma erfahrungsgemäß nur 5 der 6 Diathesen in Frage kommen, da die syphilitische Konstitution nicht zu Asthma zu disponieren scheint. Was die Anordnung betrifft, so ist sie im folgenden so getroffen, daß die Diathesen nach ihrer Wichtigkeit für das Asthma in absteigender Reihenfolge besprochen werden, wobei jedoch dieser Wertung nur relative Bedeutung zukommt, insofern als eben viel mehr Fälle zur ersten und zweiten Gruppe gehören als zur letzten. Gehört aber ein Fall trotzdem der letzten Gruppe an, dann ist für diesen das betreffende Mittel aus der letzten Gruppe ebenso wichtig wie für einen Fall der ersten Gruppe das Mittel aus der ersten Gruppe. Man kann sich also keinesfalls darauf beschränken, nur die, allerdings viel häufiger vorkommenden, Mittel der ersten Gruppen zu studieren, denn in der Homöopathie kann kein Mittel durch ein anderes substituiert werden.

A Der Tuberkulinismus

Gewisse chronische, langdauernde Infektionskrankheiten vermögen den menschlichen Organismus dauernd zu verändern, in dem Sinne, daß er nach Ablauf der Infektionskrankheit funktionell anders reagiert als vorher. Dies kann sich in allgemeinen Störungen oder typischen Krankheitserscheinungen kundgeben. Aber nicht nur bei einem Individuum, das selbst eine solche Infektionskrankheit durchgemacht hat, können solche Dauerveränderungen auftreten, sondern sie können auch noch bei den Nachkommen des betreffenden Individuums in Erscheinung treten. Diese Erscheinung ist ja auch in der Schulmedizin anerkannt, z. B. für die Paratuberkulose als Arthritismus von Poncet und Lupus erythematodes sowie bei der Syphilis als parasyphilitische Erkrankungen wie Tabes oder Heredo-Lues. Allerdings ist die Schule bestrebt, auch diese Nachkrankheiten auf die betreffenden Krankheitserreger zurückzuführen. So sucht man z. B. beim paratuberkulösen Lupus erythematodes nach dem Tuberkelbacillus und bei der Tabes und bei der Heredo-Syphilis nach der Syphilisspirochaete. Meistens findet man aber keine, gelegentlich ganz vereinzelte, was die Schule dann zur Behauptung verleitet, auch Lupus erythematodes, Rheumatismus von Poncet, Tabes und Heredo-Syphilis würden durch die betreffenden Krankheitserreger hervorgerufen.

Die Beobachtung nach den Grundsätzen der Homöopathie aber lehrt uns, daß die obengenannten Nachkrankheiten auf ganz andere Weise zustande kommen müssen, nämlich dadurch, daß einerseits die während vieler Jahre im Körper durch die Krankheitserreger produzierten Toxine gewisse Organe dauernd geschädigt haben und daß es andererseits zu anergischen oder zu allergischen Zuständen gekommen ist. Die Organe, die am meisten auf diese Toxine ansprechen, sind die Nebenniere, die Hypophyse und die Leber. Es kommt dort zu funktionellen Abweichungen und zu Insuffizienzen, die ihrerseits wieder gefolgt werden von der Entstehung giftiger Produkte im intermediären Stoffwechsel, mit der weiteren Folge von abnormalen Reaktionen der verschiedensten Körpergewebe. Daraus ergeben sich funktionelle Abweichungen, vor allem im Bereiche des neurovegetativen Nervensystems und der Leber, welch letztere ihre Entgiftungsfunktionen zum Teil einbüßt, wodurch dann in unserem Falle des Asthmas z. B. die spastischen Zustände im Bronchialsystem ausgelöst werden können.

Soweit uns Homöopathen unsere Erfahrungen lehren, kann grundsätzlich jede Infektionskrankheit zu derartigen Zuständen führen. Sind diese einmal aufgetreten, so bleiben sie in der Regel bestehen, ja noch mehr, sie verschlimmern sich mit den Jahren auch dann, wenn die ursprüngliche Infektion, die zu diesem Zustand geführt hat, bakteriell schon lange völlig ausgeheilt ist. Selbst in der nächstfolgenden oder in der übernächsten Generation können solche Zustände, die eben auf im Keimplasma verankerten Fehlleistungen beruhen, erneut auftreten und zu den verschiedensten Krankheitserscheinungen Anlaß geben.

Jeder Homöopath kennt Fälle, wo derartige Zustände auch nach Keuchhusten, Masern, Scharlach, Diphtherie usw. aufgetreten sind und die betreffenden Patienten fast während ihres ganzen Lebens gequält haben. Die Erfahrung zeigt auch, daß solche Zustände insbesondere dann auftreten, wenn eine Krankheit nicht programmgemäß abgelaufen ist, d. h. wenn bei Scharlach oder bei Masern das Erythem nicht richtig zum Ausbruch gekommen ist. So habe ich schon manchen Fall von Asthma, Gelenkrheumatismus usw. durch eine einzige Dosis von *Morbillinum, Scarlatinum* oder *Diphtherotoxinum* geheilt, wenn ich anamnestisch herausbringen konnte, daß die betreffende Krankheit nach atypischem Verlauf einer solchen Infektionskrankheit aufgetreten war. Ex juvantibus werden wir dann darüber belehrt, ob unsere Annahme richtig war oder nicht. Nebenbei bemerkt werfen die obengenannten schweren Folgeerscheinungen nach atypisch verlaufenen Infektionskrankheiten ein merkwürdiges Licht auf die heute übliche Unterdrückungstherapie der Infektionen mit den Antibioticis, deren Wirkung ja nur darin besteht, diese Infektionskrankheiten abortiv abzuwürgen, während sie doch offenbar im Programm des Lebenscyclus des betreffenden Individuums liegen und ihre Funktion nur bei störungsfreiem Ablauf erfüllen können. Denn eine Aufgabe kommt fast allen Krankheiten zu, nur zu unserer Plage werden sie uns nicht zugesandt.

Die Beobachtungen eines aufmerksamen Arztes sprechen dafür, daß jeder Mensch, entsprechend seiner besonderen Organisation und seiner Heredität, gewisse Infektionskrankheiten, also etwa Masern, Scharlach, Keuchhusten usw. durchmachen muß, d. h. daß das programmgemäße Ablaufen dieser Infektionskrankheiten für ihn eine absolute Notwendigkeit ist, welche dazu dient, Mängel in der Abwehr und latente funktionelle Störungen auszumerzen. Erfolgt dies nicht, weil solche Infektionskrankheiten künstlich vermieden oder in ihrem Ablauf gestört werden, so fehlt später dem betreffenden Individuum eine Fähigkeit, welche die Natur in ihrer Weisheit ganz von sich aus beizeiten entwickelt hätte. Ja noch mehr, es können infolge des willkürlichen Eingreifens von seiten des kurzsichtigen Arztes neue Schäden gesetzt werden, welche die guten Absichten der Natur nicht nur illusorisch machen, sondern die Zukunft des betreffenden Individuums noch weiter belasten.

Dies alles ist durch zahlreiche Einzelbeobachtungen hinreichend bewiesen, so daß ich mich hier mit diesen kurzen Hinweisen begnügen kann.

Eine dieser Nachkrankheiten ist nun also der Tuberkulinismus. Er entsteht durch langdauernde Einwirkung des Tuberkulins auf die innersekretorischen Drüsen und auch auf andere Organe (besonders die Leber) und führt allmählich zu einer erheblichen Umstellung des Organismus, zu Veränderungen der osmotischen Verhältnisse, zu Gleichgewichtsstörungen der innersekretorischen Drüsen, zu einem Absinken der Entgiftungsreaktionen in der Leber und schließlich zu Asthma.

Die Bekämpfung des Tuberkulinismus geschieht vermittels der Tuberkuline in Hochpotenzen. Naturgemäß gibt es aber sehr verschiedene Formen des Tuberkulinismus, von denen jede durch ihre ganz bestimmte Symptomatologie ausgezeichnet ist. Der Homöopath muß lernen, diese Formen voneinander zu unterscheiden, damit er jeweils das am meisten homöopathische Tuberkulin ausfindig machen und anwenden kann.

1. Tuberculinum Koch oder T.K.

Der Ausgangspunkt zu dieser Nosode ist das *Alt-Tuberkulin,* welches sowohl die Exo- wie auch die Endotoxine des Tuberkelbacillus enthält. Die Zubereitungsart ist dieselbe wie bei allen anderen homöopathischen Mitteln.

Die Erfahrung lehrt, daß ein großer Prozentsatz, schätzungsweise 60–70%, der Asthmatiker durch *Tuberkulin* günstig beeinflußt werden, wenn es in dynamischer Form gegeben wird, und daß von allen für die Behandlung in Betracht kommenden *Tuberkulinen* das *Tuberculinum Kochii* weitaus das am häufigsten angezeigte ist.

Hinsichtlich der Symptome, die den auf tuberkulinischer Basis beruhenden Asthmaanfall auszeichnen, kann folgendes gesagt werden:

Die Anfälle treten besonders häufig auf nach starker körperlicher Bewegung, vor einem Gewitter, bei feucht-warmem Wetter, nach Aussetzen an einen kalten Luftzug, am frühen Morgen und nach Schlaf. Während des Anfalls hat der Patient ein dringendes Verlangen nach frischer kalter Luft. Oft ist der Anfall von Schweißausbrüchen begleitet oder es bestehen Nachtschweiße. Der Auswurf ist meist dickflüssig, aber leicht auszuhusten, gelegentlich besteht aber auch ein profuser, dünnflüssiger Ausfluß, eine Art Bronchorrhoe.

Allgemeine Symptome: Eine Trias von Leitsymptomen ist hier besonders wichtig, nämlich: ständiger Wechsel der Symptome, ungenügende Wirkung homöopathisch korrekt ausgewählter Medikamente und außerordentliche Anfälligkeit für Erkältungen. Eine zweite Trias von Leitsymptomen ist: Angst vor Tieren, besonders Hunden, Pferden und Kühen, Verlangen nach geräuchertem Fleisch und Verschlimmerung aller Symptome bei Wetterwechsel.

Des weiteren finden sich Müdigkeit und Abgeschlagenheit, Abneigung gegen die gewohnte Arbeit wegen Mangel an Leistungsfähigkeit. Verlangen nach ständigem Wechsel der Beschäftigung, nach

Reisen und nach Wechsel der Gesellschaft. In der Regel besteht auch ein übermäßiges sexuelles Verlangen bei großer Flatterhaftigkeit und gleichzeitiger Schwäche der geschlechtlichen Funktionen. Dazu kommt noch Neigung zu Abmagerung, besonders im mittleren und vorgerückten Alter. Bei Kindern findet man chronische oder periodische Diarrhoe, vergrößerte Tonsillen, ferner Nervosität oder Zurückbleiben in der geistigen Entwicklung bei großer Erkältlichkeit.

Der tuberkulinische Asthmatiker leidet häufig auch an rheumatischen Beschwerden, die in der Regel abwechslungsweise mit dem Asthma, d. h. in den asthmafreien Perioden, auftreten. Es kommt dann zu Schwellungen und Schmerzen in allen Gelenken, oft auch in den Sehnenscheiden, sowie zu rheumatischen Entzündungen der serösen Häute, rheumatischen Gastritiden und Leberstörungen.

Psyche: Gegensätzliche Symptome wechseln miteinander ab, also z. B. Euphorie mit Melancholie. Ferner besteht Reizbarkeit (besonders nach dem Erwachen), die bereits genannte Angst vor Tieren, eine Tendenz, heftige Ausdrücke zu gebrauchen, zu fluchen und zu schwören, dazu eine große psychische Labilität und ständiges Verlangen nach Wechsel.

Schlimmer: Durch körperliche Anstrengung, durch Musik, welche den Patienten zum Weinen bringt, bei Wetterwechsel, durch Feuchtigkeit, insbesondere feucht-warmes Wetter, ferner durch Zugluft, am frühen Morgen, nach Schlaf, im warmen Zimmer.

Besser: Bei warmem, trockenem Wetter und in frischer Luft.

2. Marmorek

Marmorek ist das zweithäufigste *Tuberkulin,* das beim Asthma in Frage kommt. Leider ist es nicht hinreichend geprüft, so daß man für seine Verordnung mehr auf klinische Symptome abstellen muß. Dieses Präparat wird über die Pferdepassage gewonnen. Es handelt sich meist um einen mageren, frostigen Tuberkuliniker ohne Appetit, der fast stets verstopft ist. Dazu ist er nervös und neurasthenisch, ferner hat er eine trockene Haut. Ist er Rheumatiker, so handelt es sich fast immer um einen erratischen Rheumatismus, der alternierend mit dem Asthma auftritt und bald in diesem, bald in jenem Gelenk Beschwerden macht, wobei die Neigung zu Kontrakturen ganz besonders ausgesprochen ist.

3. Spenglers Immunkörper

Dies ist das dritthäufigste Tuberkulinpräparat, das sich zur Behandlung des Asthmatikers eignet. Es wird aus dem Blut von tuberkulös infizierten Kaninchen gewonnen. Seine Kennzeichen sind: Temperaturerhöhung vor den Menses bei müdem und bleichem Aussehen. Es ist daher vor allem bei jungen Frauen indiziert. Ist dieser Tuberkuliniker auch gleichzeitig Rheumatiker, so verläuft der Rheumatismus subakut, flüchtig und erratisch. Leider fehlt aber auch bei diesem *Tuberkulin* eine eingehende Prüfung.

4. Denys

Dieses *Tuberkulin* wurde von dem Arzt DENYS in Löwen aus einer Kultur von Tuberkelbazillen auf peptonisiertem Ochsenfleisch hergestellt. „Denys" ist das hiervon erhaltene Filtrat.

Denys entspricht dem hydrogenoiden Tuberkuliniker, d. h. dem Typus des scheinbar sehr gesunden, überreichlich ernährten Menschen aus wohlhabendem Milieu. Er hat eine starke Neigung zu Schleimhautreaktionen, die plötzlich und heftig auftreten (Schnupfen, Kopfschmerzen und Gastritis).

Wenn solche Schwellungen im Bereich der Gelenke auftreten, greifen sie in das Gebiet des Rheumatismus über.

Schlimmer: durch Anstrengungen, besonders körperliche.

Besser: durch Ruhe.

5. TR (Tuberculinum residuum)

Der Ausgangspunkt dieses Mittels sind triturierte, getrocknete Tuberkelbazillen in Emulsion. Auch dieses Mittel ist nicht hinreichend geprüft, aber wir verfügen hier über ziemlich ausgedehnte Beobachtungen von HERING, BURNET, SENGLER, SWANN, dann vor allem von NEBEL (der aber sehr wenig publiziert hat) und schließlich von L. VANNIER, der die Ansichten NEBELS sozusagen in toto übernommen und in mehreren Publikationen den homöopathischen Ärzten zugänglich gemacht hat. Das *TR* neigt mehr zur Anergie als zur Allergie und kommt infolgedessen für das Asthma weniger häufig in Betracht als die übrigen *Tuberkuline*.

Symptome: Der Patient hat gewöhnlich eine bleiche oder graue Gesichtsfarbe sowie bläuliche Lippen mit vertikalen Schrunden. Die Urinausscheidung ist schlecht, weshalb die Toxine zurückgehalten werden. Akne an Rücken und Schultern ist außerordentlich häufig. Die übrigen Symptome stimmen bis zu einem gewissen Grade überein mit dem *Tuberculinum Kochii*, außer den Modalitäten, die folgende Merkmale aufweisen:

Schlimmer: bei Ruhe.

Besser: bei Bewegung.

Hingegen besteht keine Verschlimmerung am Morgen, auch haben Temperatur und Feuchtigkeit nur einen geringen Einfluß auf diese Patienten, weshalb die Indifferenz gegen die letzteren Faktoren die Unterscheidung gegen *Tuberculinum Kochii* ermöglicht.

6. Tuberculinum bovinum

Das *Tuberculinum bovinum* wurde von KENT eingeführt und wird aus Lymphdrüsen tuberkulöser Rinder gewonnen.

Es wirkt besonders gut bei hereditär belasteten, ständig müden Patienten mit Neigung zu Katarrhen und Erkältungen, welche dazu noch zu Depression disponiert sind. Abneigung gegen geistige Arbeit. Typisch ist die Unruhe. Der Patient muß immer den Ort wechseln und Reisen machen. Oft wechselt er auch von einem Beruf zu einem anderen hinüber. Wir haben ebenfalls einen ständigen Wechsel der Symptome. Die obigen Leitsymptome sind eine starke Indikation für *Tuberculinum bovinum* (Differentialdiagnose gegen *Mercurius vivus* und *Calcarea phos.*). Meist findet man dazu noch vergrößerte Inguinaldrüsen, eine schwache Potenz, einen schlaffen Hodensack, zu frühe und zu starke Menses oder Amenorrhoe, häufig auch Dysmenorrhoe. Dazu kommen noch langanhaltende Durchfälle, insbesondere bei Kindern. Typisch sind auch: Periodizität und Neigung zum Schwitzen.

Schlimmer: feucht-warmes oder feucht-kaltes Wetter und ganz besonders Witterungswechsel, Überanstrengungen, warmes Zimmer, im Stehen.

Besser: bei Bewegung.

Bei Tuberkulose, insbesondere bei florider, muß man mit der Verabreichung der *Tuberkuline* vorsichtig sein.

Die Behandlung soll in der Regel nie mit *Tuberkulin* eingeleitet werden, sondern, wenn ein *Tuberkulin* auf Grund der obengenannten Symptome angezeigt ist, soll man zuerst drainieren. Es scheint, daß die *Tuberkuline* eine Mobilisierung der in den Zellen verankerten Toxine bewirken. Diese Toxine gelangen dann in das Blut und können sehr unangenehme akute Krankheitserscheinungen hervorrufen, wenn die Ausscheidung nicht sofort erfolgt. Es ist daher empfehlenswert, zunächst die Emunctoria in einen guten Zustand zu versetzen durch Kanalisatoren (NEBEL). Als solche eignen sich je nach den Symptomen des Patienten: *Pulsatilla, Bryonia, Ferrum phos., Apis, Solidago, Berberis, Belladonna* sowie eventuell auch noch andere homöopathisch angezeigte Mittel aus dem Pflanzenreich, je nach den Symptomen des Patienten.

7. Die Differentialdiagnose der Tuberkuline

Sie stützt sich auf die obengenannten Symptome, welche aber eine Mischung aus Prüfungen und klinischen Beobachtungen darstellen. Weitere Indikationen geben ab: Tuberkulose in der Aszendenz, ferner ausgeheilte Tuberkulose bei dem betreffenden Kranken selbst.

Es ist merkwürdig, daß die Krankheitssymptome, welche auf tuberkulinischer Basis auftreten, seien es nun Asthma, rheumatische Beschwerden, Entzündungen der serösen Häute oder tuberkulo-allergische Manifestationen der Haut, erst dann auftreten, wenn die Tuberkulose längere Zeit ausgeheilt ist. Wird sie wieder florid, so verschwinden die tuberkulinischen Krankheitssymptome in der Regel, um 1 bis 2 Jahre nach der Ausheilung des Rezidivs wiederum in Erscheinung zu treten, auch ein deutlicher Fingerzeig für die Zusammenhänge der einzelnen Krankheitsformen, ihre Verknüpfung und ihre Bedeutung.

Es gibt eine ganze Anzahl Mittel, welche auf Tuberkulinismus hinweisen. Ist ein solches Mittel durch seine Symptomatologie angezeigt, so ist ein Tuberkulinismus von vornherein wahrscheinlich. Man wird in diesen Fällen sofort nach den Merkmalen des Tuberkulinismus forschen und beim Vorhandensein auch nur geringer Anzeichen das am meisten homöopathische *Tuberkulin* verabreichen. Solche auf Tuberkulinismus hinweisende Mittel sind: *Apis, Pulsatilla, Bryonia, Rhus tox.* und *Ferrum phos.* Ferner von den Antipsoricis: *Phosphorus, Arsenicum, Kalium carb., Sepia, Natrium mur., Jodum, Calcarea phos.* und *Silicea.*

Dosierung: Die *Tuberkuline* wirken nur kräftig, wenn sie in höheren Potenzen gegeben werden. Gibt man KORSAKOFFsche Potenzen, dann beginne man mindestens mit C 200. Verabreicht man hingegen LM-Potenzen, so beginne man mit der 6. oder 12. LM oder noch höher. Die Potenzen werden nach den üblichen Regeln verabreicht.

B Die durch Psora bedingten Asthmaerkrankungen

Die Beobachtung und zahlreiche andere Anhaltspunkte zwingen uns heute, die Psora als Assimilationsstörung aufzufassen, welche diejenigen Elemente und Minerale betrifft, die im Aufbau des Körpers Verwendung finden. Daß funktionelle Störungen entstehen müssen, wenn in einem Zellverband ein bestimmter Prozentsatz der Schwefelmoleküle durch andere von gleicher Valenz ersetzt sind, liegt auf der Hand. Die Sache ist aber so, daß in einem solchen Fall, wo also z. B. ein Schwefelmangel in den Zellverbänden besteht, wir denselben durch Zufuhr von *Schwefel* keineswegs beheben können. Die bestehende unrichtige prozentuale Verteilung der Schwefelmoleküle beruht ja nicht auf Schwefelmangel, sondern auf einer angeborenen oder erworbenen pathologischen Eigenheit des betreffenden Organismus, der eben die Schwefelmoleküle strukturell nicht richtig einzuordnen vermag. Offenbar besteht eine stärkere Affinität für andere, häufig dem *Schwefel* gegenüber antagonistisch wirkende Moleküle, eine Eigenschaft, die der betreffende Organismus hartnäckig beibehält, ganz gleichgültig wieviel Schwefel- oder andere Moleküle ihm in der Nahrung zur Verfügung stehen. Im Gegenteil, Schwefelzufuhr in einem solchen Fall wirkt als Gift. Je mehr davon ihm angeboten wird, um so energischer ist der Organismus bemüht, ihn wieder zu eliminieren, so daß man bei einem solchen Vorgehen nicht nur nichts gewinnt, sondern im Gegenteil die Lage noch verschlimmert.

Unsere homöopathischen Potenzen hingegen vermögen solche Assimilationsstörungen zu beheben und zwar gleichsinnig mit der der betreffenden Potenz zugrunde liegenden Ursubstanz. Liegt also die Schwefelassimilation danieder, was wir an den typischen Sulfursymptomen erkennen können, wird durch die Verabfolgung von *Sulfur* in hohen Potenzen die Schwefelassimilation verbessert oder sogar zur Norm erhöht. Das gleiche scheint für alle anderen Elemente und

Mineralien zu gelten, die dem Körper zum Aufbau dienen, also z. B. für *Kalium carbonicum, Kalium phosphoricum, Magnesia carbonica, Phosphor* usw.

Die Psora ist also keine einheitliche Erkrankung und ebensowenig beruht sie m. E., wie HAHNEMANN irrtümlich seinerzeit annahm, auf vorangegangener Krätze. Es handelt sich hier um pathologische Mutationen in der Erbmasse, wie sie bekannterweise häufig vorkommen. Sie führen allerdings nicht zur Ausmerzung der betreffenden Individuen, weil sie nicht lebensbedrohend sind. Doch sind ihre Wirkungen hinreichend stark, um dem befallenen Individuum das Leben erheblich zu erschweren.

Weiteres über die Psora findet man in den unten angegebenen Werken[4]).

1. Gruppe

Sulfur

Der *Sulfur* ist das wichtigste antipsorische Mittel, was schon HAHNEMANN erkannt und stets betont hat. Den Sulfur-Molekülen kommt vor allem eine entgiftende Wirkung im Stoffwechsel zu, ferner regulieren sie die intracellulären Oxydationsprozesse und drittens spielen sie eine wichtige Rolle für die Ausscheidung der toxischen Stoffwechselprodukte und der Bakteriengifte. Liegt also die Assimilation des *Schwefels* danieder, so wird der Organismus allmählich chronisch vergiftet, ein Übelstand, dem er zunächst, solange er noch eine hinreichende Vitalität besitzt, dadurch zu begegnen sucht, daß er alle möglichen sekundären Ausscheidungsmöglichkeiten in Gang bringt, um die giftigen Produkte, die nicht mehr in normaler Weise durch die Nieren und den Schweiß hinausbefördert werden können und zu deren Entgiftung auch die Leber nicht mehr genügt, durch die Haut, den Darm und die Schleimhäute des Respirationstractus hinauszubefördern. Es kommt dann zu der für den Sulfurkranken typischen Erscheinung, nämlich zu Katarrhen und Ekzemen, d. h. einer Hautentzündung, welche durch die dort ausgeschiedenen giftigen Stoffwechselprodukte entsteht. Aus diesem Grunde hat es keinen Zweck, diese Ekzeme durch Salben und andere äußere Maßnahmen unterdrücken zu wollen, da die Krankheit keineswegs in der Haut liegt, sondern tief im Innern des Organismus. Deshalb muß es uns auch nicht wundernehmen, daß die Unterdrückung dieser Hauteruptionen, gleich auf welchem Wege sie erfolgt, regelmäßig von viel ernsteren Störungen der inneren Organe gefolgt wird.

Nachdem den Körpergiften ein zwar lästiger, aber doch harmloser Ausscheidungsweg durch die sogenannte „Behandlung“ versperrt worden ist, versucht

4) Hahnemann: Die chronischen Krankheiten, ihre eigentümliche Natur und homöopathische Heilung. Faksimile-Ausgabe, 2. Nachdruck, Karl F. Haug Verlag, Heidelberg 1979.
Voegeli, A.: Die rheumatischen Erkrankungen – ihre rationelle Behandlung und Heilung. 3. Aufl., Karl F. Haug Verlag, Heidelberg 1979.
— : Heilkunst in neuer Sicht. Ein Praxisbuch. 4. Aufl., Karl F. Haug Verlag, Heidelberg 1981.

der Körper sie anderswo loszuwerden. Zum Teil geschieht dies durch den Bronchialbaum, wo dann eine toxische Sekretion einsetzt, die zu Spasmen führt – eine Erscheinung, die wir als Asthma bezeichnen. In anderen Fällen geschieht es durch den Darm, wo nunmehr typische Durchfälle einsetzen, die beim Sulfurkranken meistens am frühen Morgen eintreten und den Patienten aus dem Bett treiben. Drittens kann es auch durch die Nasenschleimhaut geschehen, wo ein chronischer Schnupfen mit einem lästigen, beißenden, wäßrigen Sekret auftritt, der naturgemäß durch kein Antibioticum noch Sulfonamid dauerhaft zu beeinflussen ist. Auch an noch anderen Stellen können derartige Phänomene auftreten: So ist für den Sulfurkranken Fußschweiß charakteristisch, der nicht übelriechend ist, ferner der Schweiß an den Handflächen, alles ebenfalls vikariierende Ableitungsreaktionen, die niemals unterdrückt werden sollten, wenn dem Arzt daran gelegen ist, durch seine Behandlung den Gesundheitszustand des Patienten nicht noch zu verschlimmern statt zu bessern. In späteren Stadien treten oft solche beizenden, brennenden Ausflüsse an den Augen auf, die dem Patienten oft die letzten Lebensjahre außerordentlich sauer machen. Man kann daher von den Schwefelmolekülen in den Zellverbänden sagen, daß sie das Großreinemachen des Körpers besorgen.

Die Symptome, welche die Sulfurkrankheit anzeigen, sind außer den obengenannten folgende:

a) Für den Asthmaanfall: Vor allem das Auftreten des Asthmas nach unterdrückten Hautausschlägen aller Art, oder auch das alternierende Auftreten von Ekzem und Asthma, eine Erscheinung, die in einem inneren Rhythmus des Organismus begründet zu liegen scheint und mitunter auch auftreten kann ohne vorgängige medikamentöse Unterdrückung der Hauteruption. Die obengenannten Symptome sind typische Kennzeichen des Sulfurasthmas und geben schon fast allein einen hinreichenden Grund ab für die Verordnung von *Sulfur*.

Ferner werden die Anfälle bei diesen Patienten oft durch ein warmes geschlossenes Zimmer ausgelöst, und der Patient hat beim Anfall ein starkes Verlangen, die Fenster zu öffnen und frische Luft einzuatmen. Unerfahrene mögen sagen, daß das ja selbstverständlich sei; aber dem widerspricht meine Erfahrung. Der Arsenikpatient z. B. reagiert diametral entgegengesetzt. Wenn sein Asthmaanfall kommt, meidet er frische Luft und verlangt nach warmen, geheizten Räumen. So erweisen sich die Asthmaanfälle eben als außerordentlich verschieden, wenn man sie nach den Regeln beobachtet, die unser Meister Samuel HAHNEMANN aufgestellt hat.

Ferner tritt der Asthmaanfall beim Sulfurpatienten ganz besonders häufig am Morgen beim Erwachen auf. Auch hier kann eine Alternanz stattfinden in dem Sinne, daß periodisch zu dieser Zeit Durchfälle auftreten, und zu anderen Zeiten wieder Asthmaanfälle.

Es ist bekannt, daß der Sulfurpatient zwischen 11 und 12 Uhr morgens ein starkes Hungergefühl haben kann, das er unbedingt befriedigen muß. Dies erstens aus Instinkt und zweitens wegen der das Hungergefühl begleitenden Schwäche, bei der dem Kranken recht unbehaglich zu Mute wird, so daß er das Gefühl hat, plötzlich zu versagen oder in Ohnmacht zu fallen. Sobald er Nahrung zu sich nimmt, insbesondere Süßes, wozu er besonders Verlangen hat, verschwindet sowohl der Hunger als auch die Schwäche. Es wird behauptet, daß dieser Zustand auf einer Hypoglykämie beruhe, und gewisse Versuche sprechen auch in diesem Sinn. Es wäre wohl nützlich, solche Versuche einmal im größeren Stil durchzuführen, denn es ist doch interessant, daß beim Sulfurpatienten dieses Schwächegefühl gerade zwischen 11 und 12 Uhr auftritt und nicht zu anderen Zeiten. Zwar könnte man sagen, daß das die Zeit vor dem Mittagessen sei, wo dem Organismus also keine Reservenahrung mehr zur Verfügung stünde und es daher verständlich sei, wenn in diesem Zeitpunkt eine Hypoglykämie auftrete. Diese Argumentation stimmt aber nicht, denn auch vor dem Nachtessen und vor dem Morgenessen liegen die Verhältnisse ähnlich, es tritt aber dann weder ein starkes Nahrungsverlangen noch eine Schwäche auf. Diese Glykämie muß daher mit dem Sonnenstand zusammenhängen, nicht aber mit der Nahrungsaufnahme.

Vor und während dem Anfall empfindet der Patient oft ein Brennen in der Brust oder ein Hitzegefühl, ferner steigen ihm Hitzewellen ins Gesicht, in anderen Fällen liegt es ihm wieder wie Blei auf der Brust.

b) Übrige Sulfur-Leitsymptome: Der Patient ist ein überhitzter Mensch. Ihm ist immer zu warm, besonders in der Jugend, und er hat deshalb eine Neigung, leichte Kleider zu tragen oder sich zu entkleiden. Dieses Hitzegefühl steigert sich gewöhnlich nachts im Bett, und ganz besonders charakteristisch sind die zu heißen Füße, so daß der Kranke ständig einen frischen, kühlen Platz für die Füße sucht, ja, sie sogar aus dem Bett herausstreckt. Ein weiteres charakteristisches Symptom ist die Empfindung, das Herz sei zu groß und habe nicht genügend Platz in der Brust, eine Empfindung, die den Patienten sehr belästigt, ihn ängstlich macht und ihn oft auf die Idee bringt, an einer schweren Herzkrankheit zu leiden. Oft ist obiges Symptom auch begleitet von periodisch auftretendem Herzklopfen. Auch findet sich oft Tachycardie, besonders am frühen Morgen.

Psyche: Der Sulfurpatient ist in der Regel ein unordentlicher Mensch, der weder der körperlichen Reinlichkeit noch seiner Kleidung große Beachtung schenkt und häufig verwahrlost und schmutzig herumläuft. Er hat eine besondere Neigung zum philosophischen Grübeln, weshalb man ihn als „Philosoph in Lumpen“ bezeichnet hat. Häufig ist auch charakteristisch für ihn sein herrischer, egozentrischer und egoistischer Charakter.

Als somatisches Leitsymptom bestehen oft dicke, wulstige, sehr rote Lippen, ferner Hyperämie (also Röte und Hitze) an allen Körperöffnungen, d. h. überall da, wo die Schleimhaut in die Körperhaut übergeht. Typisch ist auch ein Verlangen nach frischer Luft, was sich oft im hartnäckigen Fensteraufreißen, besonders in geheizten Zimmern, bemerkbar macht. Charakteristisch sind auch eine nachlässige gebeugte Haltung und Hängeschultern.

Die oben beschriebenen Symptome sind beim Sulfurkranken in der Regel während der Jugend und Adoleszenz vorhanden. Sie können bis zum 30. Jahr anhalten, dann aber beginnen meist Veränderungen einzutreten: Insbesondere nimmt dann in der Regel die Körperhitze ab, so daß wir in späteren Jahren oft einen anderen Typus sehen, den man als kalten Sulfur bezeichnet hat. Dieser Spät-Sulfur-Typ ist also eher fröstelig, und die Diagnose ist in diesem Falle schwerer zu stellen. Sie ist aber meistens ohne weiteres möglich, wenn man die Befragung auf frühere Lebensepochen ausdehnt, weil dann in der Regel die charakteristischen Sulfur-Symptome zum Teil oder ganz hervorkommen.

Calcarea carbonica

Dieses zweitwichtigste Antipsoricum habe ich beim Asthmapatienten bisher nur sehr selten angetroffen, weshalb ich von einer näheren Besprechung dieses Mittels absehe. Das Mittelbild von *Calcarea carbonica* findet sich auf Seite 87 des Buches über die rheumatischen Erkrankungen.

Lycopodium

Dieses Antipsoricum wird wieder häufiger beim Asthma gebraucht; es ist nicht selten angezeigt in Fällen, wo der Asthmaanfall fast regelmäßig zwischen 16 und 20 Uhr eintritt, eine starke Neigung zu süßen Speisen besteht, ferner das Verlangen, alle Speisen und Getränke sehr heiß zu genießen. Charakteristisch ist auch eine Anfälligkeit für Leber- und Magenstörungen. Der Lycopodiumpatient hat oft die Gewohnheit, grundlos den Kopf zu schütteln, besonders wenn dieser mit einem Hut bedeckt ist. Typisch ist eine ausgesprochene Rechtslateralität; er hat alle Schmerzen auf der rechten Seite und zwar ziehen sie von rechts nach links, wenn sie ausstrahlend sind. Auch organische Krankheiten wie Bronchitis und Pneumonie betreffen sozusagen ausschließlich die rechte Lunge.

Übrige Symptome: Trockene Kehle und trockener Rachen, säuerlicher Geschmack im Munde, Sättigungsgefühl nach wenigen Bissen trotz anfänglichen Hungers, oder das Gegenteil, nämlich Appetitlosigkeit mit Bulimie, wenn er einmal angefangen hat zu essen. Typisch sind die Gasbeschwerden, der Patient ist ständig voll von Gasen, selbst nach dem leichtesten Essen. Dazu kommen Leibkollern, incarcerierte Winde und Verstopfung. Geschlechtliche Schwäche ist typisch und bei der Frau zu lange dauernde und zu starke Menses. Vorzeitige Impotenz. Salziger Geschmack des Sputums. Brennende Schmerzen zwischen den Schulterblättern. Rötliches Sediment im Urin, nicht haftend. Nykturie.

Psyche: Der Lycopodiummensch ist meist ein unangenehmer Gesellschafter: schrullig, empfindlich, Kritikaster, der an allem das Negative und Schlechte sieht. Oft ist er hyperintellektuell mit schwach entwickelter Muskulatur und geringer körperlicher Leistungsfähigkeit. Mager mit greisenhafter, runzliger Haut schon in der Jugend, gepaart mit erdig-fahler Gesichtsfarbe. Verträgt nichts, besonders keinen Lärm. Teppichklopfen macht ihn rasend. Mangel an Selbstvertrauen. Ärgerlich beim Erwachen. Neigung zum Alleinsein.

Verschlimmerungen: 16–19 Uhr, Kleiderdruck, Hitze und geheiztes Zimmer, warmes Bett, doch sucht er mäßige Sonnenwärme auf. Ausnahme: Magen und Abdomen bessern sich durch Wärmeauflagen und warme Getränke.

Besser: durch Bewegung, Kühle, durch Abdecken im Bett, in fröhlicher Gesellschaft.

2. *Die Kaligruppe*

Kalium carbonicum

Das wichtigste Kalisalz beim Asthmakranken. Es ist ein Mittel für die hydrogenoide Konstitution mit verlangsamter Zirkulation und Gewebsinfiltrationen durch toxische Substanzen, welche wohl aus dem intermediären Stoffwechsel stammen dürften. In der Regel bestehen auch Magen- und Leberstörungen im Sinne einer Insuffizienz. Natürlich genügt dies nicht zur therapeutischen Indikationsstellung, welch letztere sich, wie immer in der Homöopathie, auf die Gesamtsymptomatologie zu stützen hat.

Fleischiger Typus mit Ödemneigung, welche sich besonders am inneren Winkel des oberen Augenlides (typisch), ferner im Alter auch als Ascites und an den Beinen bemerkbar macht. Neigung zu Schweißen, besonders am Oberkörper; allgemeine Schwäche und Rückenschmerzen, die besonders nach dem Essen auftreten. Typisch ist ein Angstgefühl in der Magengegend, wie wenn die Angst dort ihren Sitz hätte. Charakteristisch sind auch stechende Schmerzen in der Brust, vor allem rechts und in der Lebergegend. Dazu kommen dyspeptische Störungen sowie Sodbrennen. Empfindung, als ob der Magen voll Flüssigkeit wäre, mit Plätschern im Magen und in den Därmen. Verstopfung mit abnorm großkalibrigen Stühlen. Neigung zu Schnupfen, Anginen und Bronchitis, wobei für die chronische Bronchitis typisch ist, daß beim Husten ungewollt kleine Schleimklümpchen herausfliegen. Herzklopfen und Stiche in der Herzgegend.

Was den Asthmaanfall dieses Kranken anlangt, so tritt er vor allem zwischen 2 und 3 Uhr morgens auf, ist oft von schneidenden oder stechenden Schmerzen auf der Brust begleitet, besonders auf der rechten Seite. Beim Asthmaanfall besteht oft ein trockener Husten mit großer Halstrockenheit. Der Auswurf bei der Begleitbronchitis ist meist gering, haftet fest an den Schleimhäuten und ist schwer auszuwerfen. Hierzu kommt aber das oben genannte gegensätzliche Symptom, daß beim Husten oft ungewollt kleine Schleimklümpchen herausfliegen. Für das Asthma ist noch typisch, daß es oft nach dem Coitus auftritt und daß es durch warmes, trockenes Wetter oder Klima bedeutend gebessert wird.

Psyche: Schwieriger Charakter, labil mit wechselnder, gegensätzlicher Gemütslage, sehr reizbar, ängstlich und voll angstbetonter Vorstellungen. Stets unruhig und unzufrieden, dazu hartköpfig und überempfindlich gegen Schmerz. Abneigung gegen Alleinsein.

Schlimmer: durch Kälte, durch regionale Abkühlung, nach dem Essen, nach Coitus 3 Uhr, auf der kranken Seite liegend.

Besser: tags, durch Bewegung, warmes, trockenes Wetter.

Kalium nitricum

Leitsymptome: Auch dieses Kaliumsalz ist oft indiziert beim Asthmakranken, es ist charakterisiert dadurch, daß das Asthma außerordentlich intensiv ist und von einer unerträglichen Dyspnoe begleitet wird. Dazu kommen Übelkeit, dumpfe Stiche und Brennen in der Brust. Die Dyspnoe ist so stark, daß der Patient den Atem nicht einmal so lange anhalten kann, um einen Schluck Wasser zu sich zu nehmen, obwohl er außerordentlich durstig ist. Das Zusammenschnürungsgefühl auf der Brust ist besonders stark am frühen Morgen. Die Expectoration schmeckt sauer, sie ist mitunter gemischt mit Blutgerinnseln. Oftmals wird der Asthmaanfall auch durch Genuß von Kalbfleisch herbeigeführt, eine Speise, gegen die der Patient allergisch ist.

Weitere Symptome: Äußerst empfindlicher Haarboden; beim Streichen der Haare empfindet der Patient Schmerzen. Kopfweh mit Schwindel, als ob er nach rechts oder rückwärts fallen würde; verschlimmert durch Bücken. Es bestehen oft Sehstörungen, Trübungen des Gesichtsfeldes wie durch einen Schleier, oft verursacht durch Trübung des Glaskörpers, ferner Brennen in den Augen und brennender Tränenfluß. Häufiges Niesen, dabei Nasenspitze rot und juckend. Der Patient hat die Empfindung, als ob die Nasenlöcher geschwollen seien, dies besonders auf der rechten Seite, was sehr typisch ist. Die Zunge ist rot, die Papillen oft vergrößert. Brennen auf der Zunge, besonders an der Zungenspitze. Der Stuhl ist meist durchfällig, wässerig, oft mit Beimengung von Schleimhautmembranen, dabei bestehen Tenesmen. Der Durchfall wird meist durch Kalbfleischgenuß verstärkt oder sogar hervorgerufen. Der Puls ist schwach, es bestehen oft Stiche in der Herzgegend, dann wieder Herzklopfen oder Arrhythmie.

Schlimmer: gegen Morgen und am späten Nachmittag, durch Kalbfleischgenuß.

Besser: durch Trinken geringer Mengen kalten Wassers.

Kalium arsenicosum

Das Mittel ist wenig geprüft, wir wissen von ihm nur, daß der Asthmaanfall in der Regel zwischen 2 und 3 Uhr morgens auftritt, so daß alle diese Fälle gewisse Anhaltspunkte für *Kalium arsenicosum* oder für *Kalium carbonicum* abgeben.

Die übrigen Symptome dieses Mittels betreffen vor allem die Haut. Es besteht ein unerträglicher Juckreiz, der besonders stark ist beim Auskleiden. Oft finden sich Ekzeme, die durch Wärme stark verschlimmert werden, häufig auch Akne mit Verschlimmerung während der Regeln. Psoriasis ist diesem Mittel ebenfalls eigen, ferner Ekzeme mit Schrundenbildung in den Ellen- und Kniebeugen.

M o d a l i t ä t e n : außer den bereits genannten für den Asthmaanfall ist nichts bekannt.

3. Die Natriumgruppe

Natrium arsenicosum

Dieses ist ein wichtiges Asthmamittel bei Kindern, wobei die Asthmaanfälle charakterisiert sind durch einen vorangehenden und während des Anfalls bestehenden Schnupfen, der von einer intervallweise auftretenden oder fast ständig bestehenden leichteren Bronchitis begleitet ist. Dazu gesellen sich eine lästige Trockenheit der Conjunctiven und der Lider sowie blaue Augenringe. Es handelt sich meist um Kinder von 6 bis 8 Jahren.

Ü b r i g e S y m p t o m e : Kopfweh mit Schmerz an der N a s e n w u r z e l, verstärkt durch Druck und bei Erwachsenen durch Tabakrauch. Trockene Krusten in der Nase und Retronasalkatarrh mit dickem, gelblichem Schleim. Conjunctivitis und Blepharitis. Augentränen bei Gehen im Wind. Lider am Morgen agglutiniert. In der Lunge Empfindung, als ob Rauch inhaliert würde, auch wenn dies nicht der Fall ist.

Modalitäten werden keine beschrieben.

Natrium muriaticum

Dies ist ein sehr wichtiges Asthmamittel, aber seine Indikation ist aus den Asthmaanfällen kaum zu erkennen, da sie nichts besonderes aufweisen, außer daß sie häufig nach Verdruß oder anderen nervösen Einflüssen auftreten oder dadurch verschlimmert werden. Die Verordnung muß sich auf die Allgemeinsymptome stützen, welche folgende sind:

Merkwürdige Empfindungen, besonders Anästhesien. Die Schulmediziner betrachten dieses Symptom als typisch hysterisch, doch haben wir triftige Gründe, es auf toxische Einflüsse (hier infolge des gestörten Natrium-muriaticum-Stoffwechsels) zurückzuführen. Kopfweh ist typisch, meist ist es ein Hämmern im Kopf, mit Verschlimmerung morgens. Es ist häufig begleitet von Übelkeit, bleicher Gesichtsfarbe und Husten. E r m ü d u n g und S c h m e r z e n d e r A u g e n ; schlimmer durch Lesen und Fixieren von Gegenständen. T r o c k e n h e i t d e s M u n d e s, aber ständiger Nasenfluß oder Sinusitis mit klarem durchsichtigem Schleim, begleitet von Retronasalkatarrh. Hypästhesie oder Anästhesie der Zunge und Lippen. Dicke Unterlippe mit Schrunde in der Mitte. Weiße Kopfschuppen.

Der Magen macht meist ebenfalls Beschwerden aller Art: schwache Verdauung, schlimmer durch Brot und Cerealien. Unstillbarer Durst und Verlangen nach Salz. Schwitzen beim Essen, Verstopfung. Impotenz bei Männern, unregelmäßige Menses bei Frauen. Frigidität mit trockener Vagina und Schmerzen beim Coitus. Gefühl von Gebärmuttersenkung, wäßriger Weißfluß, Amenorrhoe. Stiche in der Leber und im Bereiche des Thorax, Tachycardie; Schmerzen und Kältegefühl in der Herzgegend. Erwacht häufig nachts und kann lange nicht mehr einschlafen. Fettige, ölige Haut besonders des Gesichtes, ekzemartige Ausschläge, besonders an der Haar-Nacken-Grenze und auf den Handflächen; Urticaria. Warzen an den Handtellern und an den Fingern.

Psyche: Vorherrschend ist die Depression sowie eine ausgesprochene Irritabilität. Das Geringste regt ihn auf, bringt ihn außer sich. Typisch asozialer Mensch, welcher immer das Gegenteil dessen verlangt, was man ihm anbietet oder vorschlägt; der sich beklagt, daß man sich um seine Wünsche nicht kümmert, aber abweisend wird, wenn man auf ihn eingeht. Dies zeigt sich besonders, wenn man ihn bei Verstimmung oder Traurigkeit trösten will. Er wird dann ungehalten, ja arrogant und abweisend. Will allein sein, bricht aber in Weinkrämpfe aus, wenn man ihn allein läßt. Weinen mit Lachen gepaart. Äußerst empfindlich auf psychische Einflüsse (Ärger, Verdruß, Beleidigungen), welche stets verschlimmern.

Schlimmer: durch Verdruß, Kummer, Musik, warmes Zimmer, strahlende Wärme (Ofen), 10 Uhr, am Meer, geistige Anstrengung, Trösten, Monotonie der Lebensführung, frische Luft, kalte Bäder.

Besser: durch Liegen auf der rechten Seite, Abwechslung, Diätwechsel, Anlehnen, fest anliegende Kleider, welche Halt geben.

4. Causticum

Causticum ist ein Mittel, das wir dem Genie HAHNEMANNS verdanken. Wir wissen nicht recht, welche Gesichtspunkte er verfolgte bei dessen synthetischer Herstellung, und lange Zeit war dessen Zusammensetzung unbekannt. Es handelt sich wahrscheinlich um ein Doppelsalz von *Calcium* und *Kalium*, wahrscheinlich um ein *Sulfat*. Seine Wirkung auf das Asthma ist ganz erstrangig, wenn seine Modalitäten und seine Leitsymptome vorhanden sind.

Hauptsymptome: Muskelschwäche und Müdigkeit. Neigung zu Katarrhen der oberen Luftwege mit brennendem Wundgefühl in Kehle und Trachea. Lokale Paresen, vor allem der Stimmbänder mit Aphonie. Ptose der oberen Augenlider. Ohrensausen. Schnupfen mit Heiserkeit. Fettig-ranziger Geschmack im Mund, Sodbrennen und krampfartige Schmerzen in der Magengegend, begleitet von Abneigung gegen Süßes.

Gefühl einer Kugel in der Kehle *(Ignatia)*. Unwillkürlicher Harn- und Stuhlabgang beim Husten, Niesen und brüsker Bewegung. Bei Frauen Menses nur am Tage, verspätet; ferner nächtlicher Scheidenfluß begleitet von großer Schwäche. Im Vordergrunde stehen die Urinbeschwerden und diejenigen der oberen Luftwege; letztere sind, wie schon gesagt, Heiserkeit und Aphonie, brennende Schmerzen in der Trachea; Husten, schlimmer morgens und abends, besser nach Trinken von kaltem Wasser. Schleim hinter dem Sternum, welcher einen ständigen Hustenreiz auslöst, schlimmer beim Niederlegen. Rasche Ermüdung der Stimme mit Heiserkeit, schlimmer beim Singen und Sprechen. Der asthmatische Anfall wird bei *Causticum* begünstigt durch trockenes, schönes, sonniges Winterwetter; er ist meist begleitet von Heiserkeit oder Aphonie und schmerzempfindlichem Kehlkopf. Es besteht nur geringer Auswurf. Niederlegen am Abend verschlimmert die Atemnot.

Psyche: Schon bei den Kindern sehr typische psychische Symptome. Sie haben Angst, wollen nicht allein sein, fürchten Dunkelheit, so daß man ihnen beim Zubettgehen die Hand geben oder das Licht brennen lassen muß. Auch sind sie weinerlich, sie brechen wegen Nichtigkeiten in Tränen aus. Bei Erwachsenen Depressionen, Hoffnungslosigkeit, aber äußerst sentimental und mitleidig in bezug auf Leiden der anderen. Beim Denken an die eigenen Leiden erhebliche Verschlimmerung, speziell der Hämorrhoiden. Sehr empfindlich gegen Verdruß, Enttäuschungen usw. Unruhegefühl nachts mit Neigung, die Beine ständig zu bewegen.

Schlimmer: durch trockene Kälte, kalte Winde, bei schönem Winterwetter, beim Wagenfahren.

Besser: durch Feuchtigkeit, Wärme, besonders Bettwärme.

Differentialdiagnostische Hinweise:

Medorrhinum: ähnlich, ebenfalls besser bei feuchtem Wetter, an der Meeresküste und durch Bewegung; oft gonorrhoische Anamnese oder Heredität.

Hepar sulfuris: ebenfalls schlimmer durch trockene Kälte; auch Angstgefühle beim Einbrechen der Nacht, aber außerordentlich reizbar, aggressiv und hastig. Profuse Schweiße.

Phosphorus: steht *Causticum* am nächsten und ist oft schwierig von ihm zu unterscheiden. Schlimmer vor und während Gewittern. Psychisch: liebenswürdig, graziöse Bewegungen, rasches Entflammen (Strohfeuer). Die Symptome der oberen Luftwege sind nahezu mit denen von *Causticum* identisch, nur ist *Phosphorus* geistig und körperlich viel labiler, während *Causticum* mehr ein schwerfälliger Typ ist.

5. Phosphorus

Phosphorus ist gewissermaßen ein Antagonist zu *Causticum,* hat aber, wie häufig die unverträglichen Mittel, eine sehr ähnliche Symptomatologie, außer gewissen Modalitäten, die entgegengesetzt sind. Solche anscheinend absurde Tatsachen eröffnen dem beobachtenden und dem über die Beobachtungen nachdenkenden Arzt tiefe Einblicke in die Lebensvorgänge. Obwohl beim *Phosphorus* fast die gleichen Organe besonders anfällig sind wie bei *Causticum,* beruht die Anfälligkeit beim ersteren auf ganz anderen biologischen Abweichungen von der Norm: Der Causticum-Typ hat einen langsamen Stoffwechsel mit Neigung zu Hypofunktionen und Entzündungen mäßigen Grades, später treten auch leichtere Gewebsschädigungen und Infiltrationen auf. Der Phosphorus-Typus weist hingegen einen übermäßigen Stoffwechsel mit erhöhter Reaktionsbereitschaft der Gewebe auf, weshalb zunächst strohfeuerhaft auflodernde Krankheitsprozesse dominieren, welche in den späteren Lebensabschnitten infolge der mangelnden Resistenz der Gewebe in degenerative Prozesse übergehen, was bei *Causticum* kaum je vorkommt. Vom klinischen Standpunkt aus betrachtet können sich aber die Krankheitsbilder außerordentlich ähnlich sehen, vom biologischen Gesichtspunkt aus sind sie hingegen vollkommen gegensätzlich. Die Spätschädigungen von *Causticum* sind meist auch reversibel, diejenigen von *Phosphor* nicht.

Der asthmatische Anfall bei *Phosphorus* tritt vorzüglich während eines Gewitters (*Tuberkulin* vor dem Gewitter) auf. Der Kehlkopf ist dabei oft schmerzhaft, und es besteht Kitzelhusten, manchmal auch Heiserkeit oder Aphonie. Dem Anfall gehen oft Hitzewallungen in den Thorax voraus; letztere können auch während des Anfalls oder nachher auftreten und vorzüglich auch während der Nacht.

Es besteht oft ein Bangigkeits- und Beengungsgefühl in der Brust, oft auch eine Empfindung, wie wenn ein Gewicht darauf laste. Öfters ist der Anfall mit Tremor vergesellschaftet, dazu kommt noch der Husten, der meist ein von der Trachealbifurkation ausgehender Kitzelhusten ist und beim Liegen verschlimmert wird. Es besteht auch Neigung zu Hämoptysie; oft blutiges Sputum während des Anfalls.

Psychische Symptome: Hypersensibler, euphorischer, meist liebenswürdiger und sympathischer Mensch, mit angenehm grazilen Bewegungen und schlankem, meist sehr groß gewachsenem Körper. Excitationsperioden wechseln mit depressiven Phasen ab. Sehr affektbetont. Fährt rasch auf und erschrickt leicht. Äußerst sensibel gegen äußere Eindrücke, eine Tendenz, die oft bis zur Hellsichtigkeit, Hellhörigkeit und schlafwandlerischen Neigungen geht. Leicht beleidigt. Furchtvorstellungen, vor allem bei Einbruch der Dämmerung, wo er hinter jedem Gebüsch das Hervorkommen eines Diebes, Räubers oder Mörders erwartet und sich sehr zusammennehmen muß, um diese Eindrücke niederzuhalten. Innere Unruhe, muß sich deshalb immer bewegen; Todesangst. In depressiven Phasen kommt es hingegen zu ausgeprägter geistiger Langsamkeit, Gedächtnisschwäche und Indifferenz. Also ein mannigfaltiges Bild voller Gegensätzlichkeiten, was eben wiederum der erhöhten Erregbarkeit zuzuschreiben ist.

Übrige Leitsymptome: Schläfrigkeit nach dem Essen, Schwäche in den Gelenken, die leicht nachgeben. Kann nicht auf der linken Seite liegen; Arme und Hände schlafen ein; kleine Wunden bluten stark; Neigung zu Purpura; Hämangiome; blond oder rothaarig; Gehör für menschliche Stimmen vermindert, sonst normal. Enormer Durst auf kaltes Wasser; Hunger kurz nach dem Essen, Aufstoßen der eben genossenen Nahrung, Sodbrennen, besser durch kalte Getränke. Neigung nach stark gewürzter Kost und Salz, welches verschlimmert. Schwächegefühl in der Magengegend (goneness), degenerative Leber- und Nierenerkrankungen, fötide Winde und Stühle, Diarrhoe mit großer Schwäche; dünnkalibrige Stühle. Bei Verstopfung entfärbte, ja weiße Stühle. Übermäßige Libido mit lasciven Träumen und Samenergüssen, aber oft gepaart mit Potenzschwäche. Neigung zu Heiserkeit und zu Kitzelhusten, schlimmer abends beim Sichniederlegen. Heftiges Herzklopfen mit Angstgefühl, schlimmer durch Liegen auf der linken Seite und bei Einbruch der Dämmerung. Nasenbluten und Hämoptoe. Rechtslateralität.

Schlimmer: Dämmerung, Wetterwechsel, während Gewittern, linke Seitenlage, Treppensteigen, Berührung, geistige und körperliche Anstrengungen, warmes Essen und Getränke.

Besser: in der Dunkelheit, durch rechte Seitenlage, kalte Nahrung und Getränke, kühle und frische Luft, Ruhe, kalte Abwaschungen, nach Schlaf, auch kurzem.

Differentialdiagnostische Hinweise:

Causticum (siehe Seite 38).

Silicea: äußerst frösteliger Typus, viel konstanter als *Phosphorus.* Allgemeine Demineralisation (siehe Seite 45).

Lachesis: viel Ähnlichkeit, aber keine Verschlimmerung bei Gewitter. Schlimmer nach Schlaf, frühmorgens, nach dem Erwachen, Linkslateralität.

Calcarea phos.: ebenfalls ähnlich, aber schlimmer durch Kälte und feuchte Kälte, Schneefall, besser im Sommer, durch warmes trockenes Wetter. Keine Degeneration der parenchymatösen Organe.

Sulfur: ebenfalls brennende Empfindungen, besonders an Hand- und Fußsohlen, aber schlimmer im warmen Zimmer. Keine Gewitterempfindlichkeit. Symptome weniger stark wechselnd; Verlangen nach Süßem, viel weniger Erethismus; eher plump, nachlässig, unangenehm, egozentrisch und unbeliebt in Gesellschaft.

6. Die Magnesiumsalze

Sie kommen beim Asthma nur ganz ausnahmsweise in Betracht. Am ehesten noch *Magnesia muriatica.* Seine Beschreibung findet sich in den „Rheumatischen Erkrankungen", Seite 95[5]).

C Das sykotische Asthma

Unter Sykose versteht man eine Diathese, welche durch länger dauernde Einwirkung der gonorrhoischen Toxine auf den Körper entsteht, indem offenbar diese Gifte Dauerveränderungen der Vitalreaktionen zu erzeugen vermögen. Dieselben Erscheinungen können auch entstehen, wenn eine Gonorrhoe nicht programmgemäß abläuft, sondern mit baktericiden äußeren Mitteln unterdrückt wird. Durch die Vernichtung des Bacillus allein wird nur die materielle Auslösungsursache der Gonorrhoe beseitigt, nicht aber die Parallelerscheinungen der Krankheit in den höheren Organisationen (Vitalsphäre), welche sofort mit der Gonokokken-Infektion beginnen und unabhängig vom Infekt weiterschreiten können. Dieselbe Nachkrankheit kann auch auftreten in der Deszedenz, wenn ein Vorfahr an Sykose gelitten hat, so daß dann also diese Diathese hereditär auftritt. Sie kommt auch bei Frauen vor, die weder selbst eine Gonorrhoe durchgemacht haben noch hereditär belastet, die aber mit einem sykotischen Mann verheiratet sind. Durch den ständigen körperlichen und geistigen Kontakt (KENT) entwickelt sich dann die hier vorwiegend in den höheren Organisationen sitzende Krankheit, die, ohne je einmal eine bakterielle Grundlage gehabt zu haben, zu metabolischen und psychischen Störungen, z. B. zu Anämie, Überempfindlichkeitsreaktionen, Ovarialcysten, Warzen, Verdauungsstörungen usw. führen kann. Wir können im Rahmen dieser Arbeit die Sykose nur kurz streifen; wer sie ausführlicher studieren will, sei auf die unten angegebenen Werke[6]) verwiesen.

Außer den gonorrhoischen Toxinen vermögen auch noch andere äußere Einflüsse die Sykose hervorzurufen, vor allem Impfungen und parenteral injiziertes Eiweiß, das heißt solches, das in den Körper eingebracht wird unter Umgehung der natürlichen Schutzvorrichtungen. Es bestehen Anhaltspunkte dafür, daß die Sykose das dynamische Vorstadium der malignen Tumoren ist, weshalb man gut täte, in Anbetracht dieser Möglichkeit, mit derartigen Eingriffen möglichst zurückhaltend zu sein.

5) Voegeli, A.: Die rheumatischen Erkrankungen – ihre rationelle Behandlung und Heilung. 3. Aufl., Karl F. Haug Verlag, Heidelberg 1979.

6) Hahnemann, S.: Die chronischen Krankheiten, ihre eigentümliche Natur und homöopathische Heilung. Faksimile-Ausgabe, 2. Nachdruck, Karl F. Haug Verlag, Heidelberg 1979.

Bernard, Henri: La réticulo-endothéliose chronique ou Sycose. Edition Coquemard, Angoulême.

1. *Thuja*

Diese Droge ist der Prototyp des Heilmittels der Sykose.

Das sykotische Asthma tritt meist schon im Kindesalter auf. Für die Anfälle ist typisch, daß sie begünstigt werden durch feuchtes Wetter und vorzüglich nachts oder frühmorgens zwischen 3 und 5 Uhr auftreten. Sie sind oft begleitet von einem trockenen Husten mit Schmerzen in der Cardia und Stichen in der Brust. Kalte Getränke verschlimmern.

Psyche: Der Patient ist stets in Eile, wie im Fieber, doch wechseln mit dieser psychischen Eigentümlichkeit andere Zustände ab, z. B. solche von Indolenz. Oft besteht auch eine gewisse Reizbarkeit oder eine übertriebene Sentimentalität, besonders gegenüber Musik, die den Patienten traurig macht und zum Weinen bringt. Es besteht eine Abneigung gegen Unterhaltung, ferner hat der Patient fixe Ideen, z. B. daß er aus Holz oder aus Glas bestehe und zerbrechlich sei oder daß er etwas Lebendiges im Bauche habe, ferner die Idee, daß Seele und Körper getrennt seien. Er empfindet auch oft dolchstichartige Schmerzen, die ihn bis zur Raserei treiben können. Mitunter kommen Schmerzen vor, als ob das Fleisch von den Knochen gerissen würde.

Die Sekretionen sind dick, grünlich mit fadem, schimmeligem oder ranzigem Geruch. Der Körpergeruch ist unangenehm, oft wie nach Lauch. Es finden sich Schweiße an den unbedeckten Körperteilen. Verlangen nach Salz und nach Tee, welch letzterer verschlimmert. Es besteht eine Linkslateralität. Eine Begleiterscheinung ist, daß bei Exacerbationen der Krankheitserscheinungen meist reichliche Urinsekretion auftritt.

Schlimmer: durch feucht-kaltes Wetter, durch Feuchtigkeit, Bettwärme (besonders Rheuma), zwischen 3 und 5 Uhr, bei zunehmendem Mond, alle Jahre (langdauernde Periodizität). Durch Tee und Zwiebeln.

2. *Medorrhinum*

Ist ebenfalls ein wichtiges Antisycoticum. Es wird aus Gonokokkeneiter hergestellt. Der Patient ist körperlich schwach, hat Unruhe in den Beinen *(Zincum)* und neigt zu allergischen Manifestationen, insbesondere Asthma. Typisch sind Schmerzen in der Herzgegend. Die Nägel sind häufig deformiert (transversale Furche). Das Asthma ist insofern typisch, daß es besser ist auf dem Meere, wo die Anfälle fast ganz verschwinden, während sie wieder auftreten, sobald der Patient vom Schiff ans Land kommt. Sie treten ferner vorzüglich am Tage auf, werden verschlimmert durch Hitze und auch, wenn der Patient daran denkt.

Psychische Symptome: Der Patient ist ängstlich, nervös und hypersensibel. Das leiseste Geräusch bringt ihn zum Auffahren. Ferner ist er vergeßlich, er vergißt vor allem neuere Ereignisse, Familiennamen oder was soeben gesagt wurde. Des weiteren hat er Vorahnungen, welche oft eintreffen. Er ist hastig, hat immer das Gefühl, nicht hinreichend Zeit zu haben, führt aber nichts zu Ende. Er ist auch reizbar. Seine Stimmung ist eher depressiv, traurig, er zweifelt an seiner Genesung, wird sentimental beim Erzählen eigener Erlebnisse und weint z. B. beim Erzählen der Symptome. Er ist ein Pessimist, ängstlich, insbesondere hat er Angst, den Verstand zu verlieren.

Schlimmer: Während des Tages (besonders in den ersten Stunden des Tages), während Gewittern, durch trockene Kälte, Berührung, beim Nachdenken über seine Beschwerden *(Calcarea phosphorica, Oxalis acidum)*, bei geringster Bewegung (in akuten Zuständen), durch süße Speisen.

Besser: auf dem Meer, beim Liegen auf dem Magen (eine Stellung, die der Patient häufig spontan einnimmt), bei feuchtem Wetter.

3. *Natrium sulfuricum*

Dies ist ein Hauptmittel für die hydrogenoide Konstitution, also für eine Diathese, die besondere Neigung hat, Wasser im Zellgewebe aufzuspeichern, dies vor allem bei Feuchtigkeit, Aufenthalt an Flüssen und Seen und bei Regenwetter. Dieselbe Erscheinung kann auch durch Genuß von Wassertieren (Fischen, Froschschenkeln, Austern usw.) bewirkt werden. Des weiteren hat *Natrium sulfuricum* eine besondere Affinität zur Leber sowie zum Duodenum und Dickdarm. Der Kranke leidet unter Duodenalkatarrhen, Gasauftreibung, wobei vor allem das Colon ascendens betroffen ist.

Das Asthma: *Natrium sulfuricum* ist eines der Hauptmittel gegen Asthma unter der sykotischen Gruppe. Bei Kindern ist es wohl das häufigste Asthmamittel. Der Asthmaanfall wird verschlimmert durch Feuchtigkeit, Regenwetter, Aufenthalt an Seen und Genuß von Wassertieren. Oft ist es begleitet von einer feuchten Bronchitis mit feuchten Rasselgeräuschen, speziell am frühen Morgen zwischen 4 und 5 Uhr. Besteht Husten, so ist er charakterisiert durch einen grünlichen Auswurf.

Sekretionen: gelb, grünlich, dickflüssig.

Es besteht meist eine typische Periodizität.

Psyche: Mangel an Konzentrationsfähigkeit; schlechte Laune und Reizbarkeit, die sich besonders am frühen Morgen, beim Aufstehen geltend macht. Abneigung gegen Unterhaltung oder angesprochen zu werden. Verträgt keinen Lärm. Es besteht meist eine depressive emotionelle Einstellung. Traurigkeit, die sich bei sentimentaler Musik verstärkt, entsprechend diesem generellen Verschlimmerungsfaktor bei den meisten Antisycoticis. Tendenz zum Selbstmord. Typisch sind auch: große Empfindlichkeit auf Traumata des Kopfes, welche Monate und Jahre anhaltende geistige Störungen, wie Vergeßlichkeit, aber auch Kopfweh, Schwindel u. dgl. herbeiführen können.

Physisch ist der Patient ein hydrogenoider Lymphatiker, hypothyreotisch, frostig, meist aufgedunsen, mit Verlangen nach Lagewechsel, was ihn erleichtert.

Kopftraumata spielen oft eine ursächliche Rolle bei den Beschwerden des Natrium-sulfuricum-Patienten.

Schlimmer: durch Feuchtigkeit, feucht-kaltes Wetter, Nähe des Wassers, Essen von Wassertieren, durch feucht-warmes Wetter, warmes Zimmer, frühmorgens, Musik, Lärm, Licht, in Linksseiten- und Ruhelage.

Besser: durch trockenes Wetter, frische Luft, gute Defäkation und bei Lagewechsel.

4. Silicea

Auch dieses sykotische Mittel kommt nicht selten bei Asthma in Betracht, insbesondere wenn das Asthma nach Impfungen aufgetreten ist. Dieses Mittel gehört aber nicht nur der sykotischen, sondern auch der antipsorischen Gruppe an. Seine Konstitution gibt sich ganz besonders in der Jugend zu erkennen, und zwar durch psychische wie durch physische Symptome.

Das Kind ist meist körperlich schwach, mager und klein mit dünnen Extremitäten und vorgetriebenem Bauch. Es besteht eine ausgesprochene Blässe des Gesichtes, ferner eine laxe Muskulatur mit Schwäche. Der Appetit ist meist gering.

Übrige Symptome: Der Silicium-Patient ist ein frostiger Kranker. Er fröstelt ständig. Oft hat er eine besondere Angst vor spitzen Dingen wie Nadeln und dergleichen. Er wünscht, warm angezogen zu sein, besonders am Kopfe, wo er ganz besonders leicht friert, so daß er den Kopf gut bedeckt, z. B. eine Pelzkappe trägt. Seine Ausflüsse sind meistens übelriechend. Dies betrifft sowohl das Nasen- als auch das Rachensekret bei chronischen Erkrankungen dieser Organe, aber auch den Fußschweiß, der typisch ist und ganz besonders übel riecht.

Silicea hat eine ganz besondere Beziehung zu Eiterungen, d. h. der Patient neigt zu Suppurationen. Er ist auch fähig, eine Eiterung in die Wege zu leiten und auf diese Weise eingedrungene Fremdkörper an die Oberfläche zu befördern. Typisch sind auch Affektionen der Fingernägel, insbesondere Brüchigkeit und weiße Flecken. Die Füße sind meist kalt.

Psychisch ist der Patient schüchtern, besonders als Kind, ferner übertrieben gewissenhaft. Das Kind hat stets Angst, seine Schulaufgaben nicht richtig gemacht zu haben oder sonstwie ungenügend vorbereitet zu sein. Auch erwachsene Silicea-Patienten weisen dieses Symptom häufig auf, indem sie Angst haben sich einer Prüfung zu stellen, oder fürchten, sie seien nicht hinreichend vorbereitet, wenn sie einen Vortrag halten müssen. Sind sie aber einmal daran, so geht es viel besser, als sie sich gedacht haben. Außerdem besteht eine Hypersensibilität gegen äußere Eindrücke, gepaart mit Hartköpfigkeit und fixen Ideen.

Schlimmer: bei Neumond, morgens, durch Waschen, bei Durchnässung der Füße oder langem Stehen in einem kalten Lokal, durch Abkühlen und Abdecken, beim Liegen auf der linken Seite und während der Menses.

Besser: durch Wärme, beim Tragen warmer Kleider, im Sommer.

D Die syphilitischen Formen des Asthmas

Das Asthma auf syphilitischer Grundlage scheint außerordentlich selten zu sein, jedenfalls ist mir noch nie ein Fall dieser Art begegnet, weshalb ich glaube, von der Beschreibung der syphilitischen Mittel in diesem Zusammenhang absehen zu können. Ja mehr noch, es muß sogar in Asthmafällen ausdrücklich gewarnt werden vor Anwendung syphilitischer Mittel, insbesondere vor dem *Quecksilber,* das ja ohnehin zu häufig verordnet wird. Die antisyphilitischen Mittel können bei nichtsyphilitischer Genese nach vorübergehender mehr palliativer Besserung zu nachhaltiger Verschlimmerung führen.

E Die Metalle

1. Argentum nitricum

Eigentlich ist dies kein Metall, sondern ein Salz, es hat aber therapeutisch einen typischen Metallcharakter, weshalb es unter diesem Kapitel beschrieben wird. Es ist für das Asthma von ziemlicher Wichtigkeit. Es besteht während des Anfalls ein erstickender Husten mit Empfindung, als ob ein Haar in der Kehle stecke oder als ob diese von Splittern gereizt würde. Häufig ist dieses Symptom von Herzklopfen begleitet mit unregelmäßigem oder aussetzendem Puls, alles schlimmer beim Liegen auf der rechten Seite.

Übrige Symptome: Kopfweh, wie wenn ein Band eng um den Kopf angezogen wäre, aber beim Zusammenpressen des Kopfes wird das Kopfweh besser. Empfindung, als ob der Kopf aufgebläht wäre. Das Kopfweh wird schlimmer durch geistige Anstrengung. Neigung zu Conjunctivitis. Der Patient ist im allgemeinen mager, ausgetrocknet. Das Gesicht ist schmal, bläulich, bleich. Die Zungenpapillen sind vergrößert und springen vor. Die Zungenspitze ist oft rot, entzündet und schmerzhaft. Kupferartiger Geschmack im Munde.

Neigung zu Katarrhen des Kehlkopfes und der Trachea mit dickem, stärkeartigem Schleim und einer Empfindung, wie wenn ein Splitter in der Kehle stecke beim Schlucken. Es besteht eine starke Luftauftreibung im Bereiche des Magendarmkanals, vor allem Aerogastrie und Aerocolie. Diese wirkt oft ungünstig auf das Herz ein, erzeugt Herzklopfen und Herzangst. Starkes Aufstoßen von Luft, welches bessert. Verlangen nach Süßem ist typisch. Das am meisten charakteristische Symptom ist aber eine starke Emotivität, besonders Vorahnungen, welche sofort Durchfall verursachen, der also stets dann eintritt, wenn ein besonderes Ereignis erwartet wird oder der Patient zu bestimmter Zeit irgendwo erscheinen muß, z. B. beim Arzt oder im Theater usw.

Psyche: eher melancholisch, voller dunkler Vorahnungen, aber stets in Eile; er hat immer das Gefühl, für seine Geschäfte nicht genug Zeit zu haben. Das Gedächtnis ist schlecht. Furcht und Ängste, ohne bestimmtes Motiv.

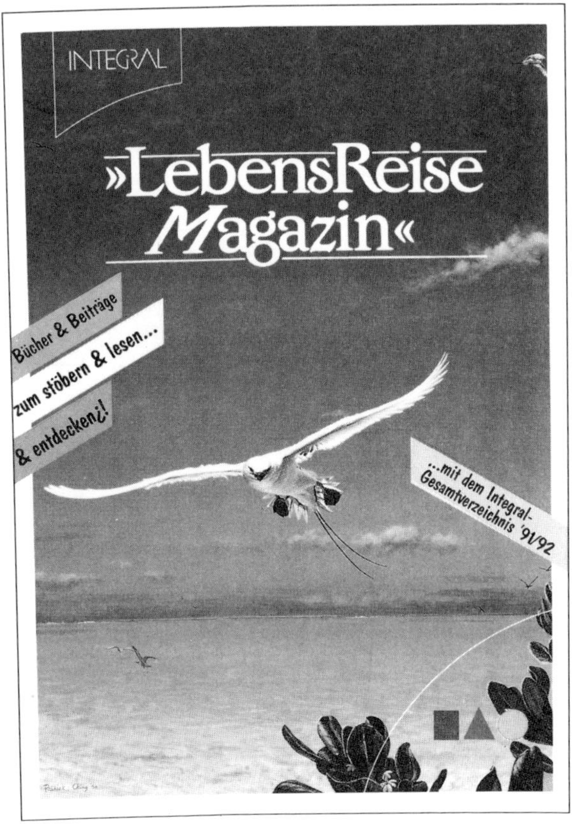

»LebensReiseMagazin«
Der farbige Literatur-Prospekt aus dem Integral Verlag,
zum stöbern – lesen – entdecken...

Die Ausgabe 1991/92 enthält
mehr als zehn Seiten redaktionelle Beiträge, unter anderem:
Gerd Gerken (Gastkolumne) über Spiritualität als Kulturtrend,
Maruschi A. Magyarosy über Meditation als Erlebnis,
Manfred Miethe „Der Traum der Riesin" (Kurzgeschichte, exklusiv).

Mit den Integral-Neuerscheinungen und dem Verlagsverzeichnis.
Erscheint als Hauptausgabe jeweils im Herbst –
und mit Ergänzungsteil im Frühjahr jeden Jahres.
24 Seiten, s/w Illustrationen und farbige Abbildungen.
– Einzelstücke kostenlos bei Ihrer Buchhandlung –

Integral Verlag, Walserstraße 6, W-8129 Wessobrunn

Die Fünf »Tibeter«

1. Stehen. Und drehen.
Zum Schluß: Hände zusammen
(auf Daumen schauen).
Kann auch als letzte
Übung praktiziert werden.

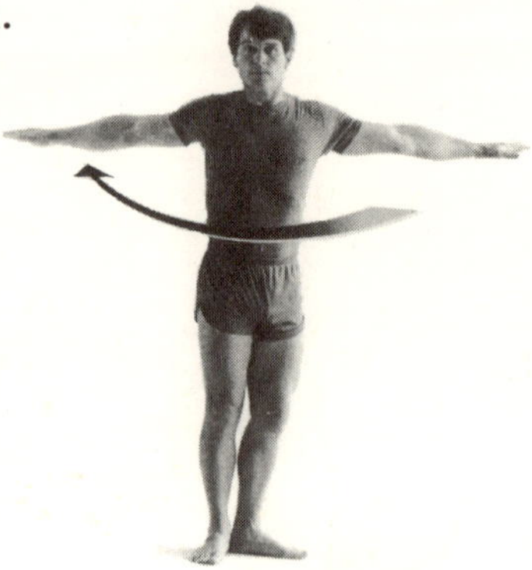

**2. Liegen.
Kopf und Beine heben.**
Ganzen Rücken am Boden!
Evt. Hände unter Gesäß, Knie
zeitweise
angewinkelt.

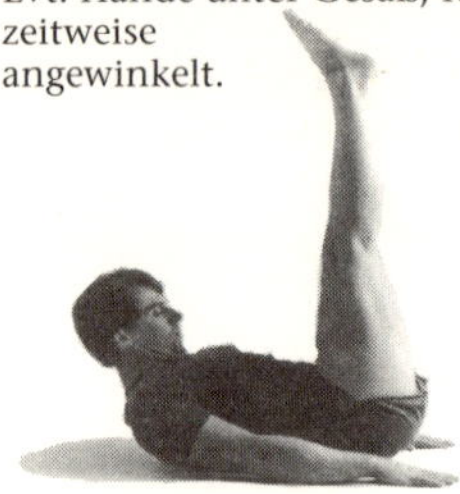

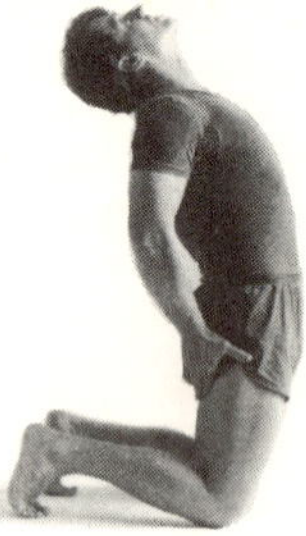

**3. Knien.
Behutsam nach hinten beugen.**
Zehen aufstellen. Immer erst Nacken strecken
und Kinn zur Brust. Abschluß: evt. "Embryo".

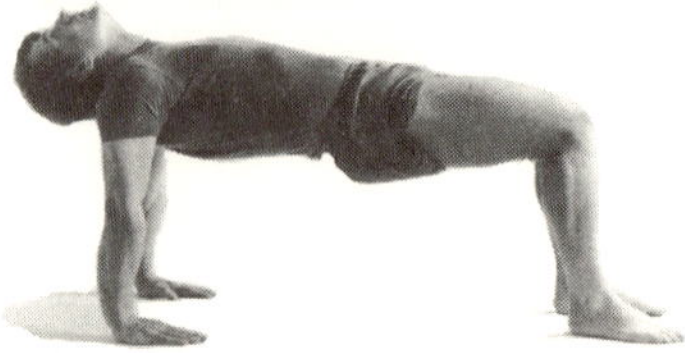

**4. Aufrecht sitzen.
Körper zu einer
"Brücke" anheben.**
Immer erst Nacken strecken
und Kinn zur Brust.

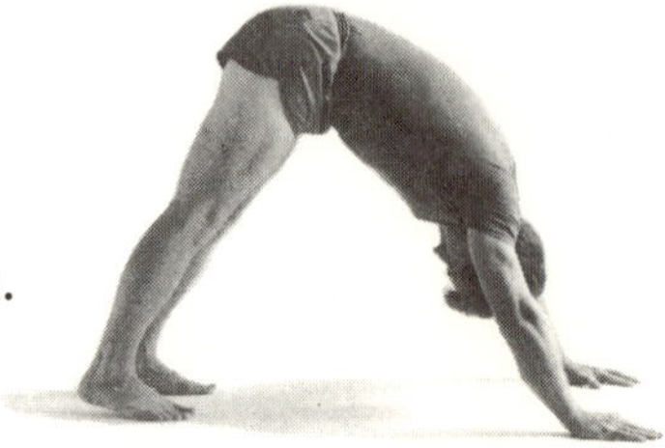

**5. Liegen, aufstützen.
Das Becken hochheben.**
Gesäßmuskeln anspannen.
(Rutschfester Untergrund!)

**Diese Merkkarte erinnert Sie an das tiefe Atmen und das leichte Üben. Sie will Ihnen den Anfang erleichtern und ersetzt keinesfalls die ausführlichen Anleitungen in Peter Kelders Buch *Die Fünf »Tibeter«*.- Geben Sie sich Spiel-Raum und genügend Zeit, um sich Ihr Energieprogramm solide aufzubauen. Zu Anfang jede Übung nur drei Mal.
Vor den Erfolg haben die Götter die Achtsamkeit gesetzt...**

NOTIZEN

NOTIZEN

1.Einführung

Die Akupunktur ist eine alte chinesische Therapiekunst, bei der Nadeln in bestimmte Stellen des Körpers, den sogenannten Akupunkturpunkten eingestochen werden und diese Punkte stimulieren. Heute findet die Akupunktur in vielen ärztlichen Praxen ihre Anwendung.

Jeder Akupunkturpunkt kann einem bestimmten Körperorgan zugeordnet werden. Die Funktion und Vitalität dieses Organs werden verbessert, indem man diesen Punkt anregt.

Das Elektroakupunkturgerät Plus bzw. Profi ist ein sicherer, hochtechnisierter Ersatz für die alte Kunst der Akupunktur und funktioniert ohne Anwendung von Nadeln.

Es ist so konzipiert, daß es die Akupunkturpunkte genau findet und wirksam anregt. Anstelle von Nadeln verwendet dieses Gerät einen ungefährlichen elektrischen Impuls.

Klinische Studien haben ergeben, daß man das Gerät als "biologisch aktiv" bezeichnen kann, weil es die Blutzufuhr zu den stimulierten Organen vermehrt. Diese vermehrte Blutzufuhr hilft die Vitalität zu verbessern, Schmerzen zu lindern und die Wundheilung zu beschleunigen.

Die Geräte Plus und Profi sind batteriebetrieben, handlich und leicht zu bedienen und daher ideal auch für den privaten Gebrauch.

INHALT

MEDISANA GmbH

Bergerwiesenstr. 19 • 5309 Meckenheim • Tel. 02225/9196-0 Fax -26

Schwindel beim Augenschließen, oder in der Dunkelheit; fühlt sich dann unsicher auf den Beinen.

Schlimmer: Wärme in jeder Form, vor allem strahlende Wärme durch Ofen, Süßigkeiten, nach dem Essen, während der Menstruation, durch psychische Erregungen, besonders bei Erwartung. Linkslateralität.

Besser durch Aufstoßen, frische Luft, Kühle, Druck.

2. *Aurum*

Auch *Aurum* kommt als Asthmamittel gelegentlich in Betracht. Es handelt sich um einen plethorischen Patienten mit dickem rotem Gesicht und vor allem dicken, massigen unteren Extremitäten, die sehr oft ödematös sind. Der Asthmaanfall tritt meist nachts auf.

Übrige Symptome: Extreme Photophobie, Neigung zu Knochenkaries mit fötidem Ausfluß, z. B. aus dem Ohr, Nase usw. Übelriechender Atem. Starker Hunger und Durst. Neigung zu Verstopfung mit hartem und knotigem Stuhl. Schmerz und Schwellung der Hoden, gefolgt von chronischer Verhärtung derselben, mitunter auch von Atrophie. Große Empfindlichkeit der Vagina, Vaginismus. Am Herzen Empfindung, als ob das Herz stillstehen würde für einige Sekunden, ein Zustand, der dann von heftigem Herzklopfen gefolgt wird.

Psyche: Depression; das Leben ist ihm verleidet. Suicidgedanken. Redet davon, sich das Leben zu nehmen, dabei aber große Angst vor dem Tod. Heftiges Temperament; kommt in Wut, besonders wenn man ihm widerspricht. Menschenfeindlich eingestellt. Stellt eine Menge Fragen, ohne jeweils auf die Antwort zu warten. Stets in höchster Eile, macht alles in großer Hast. Überempfindlich auf Geräusche und auf psychische Einflüsse.

Schlimmer: kaltes Wetter und bei Abkühlung, nachts, aber auch warmes überhitztes Zimmer.

3. *Cuprum*

Ist das häufigste Asthmamittel unter den Metallen, es ist besonders angezeigt, wenn es sich um eine allgemeine spastische Diathese handelt und der Patient Neigung hat zu Blaufärbung des Gesichtes und der Hände. Dazu gesellen sich Krämpfe in der Muskulatur, vor allem der Wadenmuskulatur besonders am Abend im Bett. *Cuprum* ist besonders angezeigt bei Patienten, bei denen Ausschläge oder Ausflüsse unterdrückt wurden. Es bringt sie wieder heraus, und es tritt dann eine Besserung ein.

Übrige Symptome: Spasmen des Masseters mit heftigem Aufeinanderbeißen. Metallischer Geschmack im Munde mit Speichelfluß. Beim Trinken fließt das Getränk mit gurgelndem Geräusch in den Magen. Bangigkeit und Zusammenschnürungsgefühl auf der Brust (funktionelle Angina pectoris); langsamer Puls; Herzklopfen; Präcordialangst.

Psyche: Fixe Ideen, übellaunig, furchtsam, bösartig, unsicher beim Gehen und Stehen.

Schlimmer: vor den Regeln, Bewegung und Berührung.

Besser: durch Schweißausbruch; Hervorkommen unterdrückter Ausschläge; beim Trinken von kaltem Wasser.

F Die Nosoden, außer den Tuberkulinen

Was für den Tuberkulinismus gesagt wurde, gilt grundsätzlich für alle Infektionen, besonders wenn dieselben längere Zeit dauerten oder wenn die Infektion einen abnormalen Verlaufscharakter angenommen hatte oder nicht recht zum Ausbruch gekommen war. Es können dann Nachkrankheiten auftreten, die auf diesen abnormalen Verlauf zurückzuführen sind, u. a. auch das Asthma, was uns in diesem Falle besonders interessiert. Der Fall Nr. 4 der Kasuistik ist eine Illustration für diesen Modus.

Hat man aus der Anamnese Anhaltspunkte gewinnen können, daß nach dem Durchmachen von Masern, Diphtherie, Scharlach oder anderen Kinderkrankheiten eine Herabminderung des Gesundheitszustandes eingetreten ist, daß Nachkrankheiten auftraten, die über längere Zeiträume bestehen blieben oder ständig rezidivierten, oder daß nach einer der obengenannten Krankheiten der Patient zum Asthmatiker geworden ist, dann wird man versuchen, diese Folgen der abnormal verlaufenen Kinderkrankheit mit den entsprechenden Mitteln zu beseitigen. Das Mittel der Wahl ist jeweils die betreffende Nosode. Man gibt also, wenn es sich um Masern handelte, *Morbillinum*, bei Scharlach *Scarlatinum*, bei Diphtherie *Diphtherotoxinum*, nach Mumps *Parotidinum*, nach Keuchhusten *Pertussinum* usw. Es ist empfehlenswert, eine 200 C der entsprechenden Nosode zu verabreichen, nach 6 bis 8 Wochen noch eine 1000 C (M), worauf in der Regel die Krankheitsfolgen beseitigt sind. Nur selten wird man nach 3 oder 4 Monaten noch einmal eine Dosis geben müssen, in diesem Falle käme dann eine 10 000 C (XM) in Frage. Es darf aber während dieser ganzen Zeit absolut kein anderes Mittel außer diesen wenigen Dosen der Nosode gegeben werden, sonst kommt die Immunität gegen die krankheitsmachenden Einflüsse der Kinderkrankheit nicht zur Entwicklung.

IV Die Dosierung

In der Dosierung werden die meisten Fehler begangen, weshalb ich mich veranlaßt sehe, darüber einige Worte zu sagen, d. h. erneut nachdrücklich zu betonen, was schon viele andere Homöopathen vor mir und insbesondere auch Hahnemann hierüber bereits gesagt haben. Viele Homöopathen glauben, daß man mit Wiederholen gar nicht genug tun könne, wobei sie von der Idee ausgehen, daß unsere Mittel von Natur aus schon so schwach seien, daß nur ständig erneute Arzneigaben während längerer Zeit eine Wirkung entfalten könnten.

Die Erfahrung zeigt aber, daß man etwas noch Verkehrteres kaum ersinnen könnte, da das gerade Gegenteil der Fall ist.

Grundsätzlich kann das homöopathische Mittel gar nicht wenig genug gegeben werden, ja, je weniger häufig man es gibt, um so größer ist im allgemeinen der Erfolg. Das liegt darin begründet, daß der Körper sich schließlich selber heilen muß und auch heilt, d. h. daß unsere Einwirkungen nichts anderes als Impulse darstellen, um den Körper in seinem Heilbestreben anzuspornen, und daß es auch hier ist wie bei einem Pferd, dessen Reiter von den Sporen einen übermäßigen Gebrauch macht: es wird abgestumpft und reagiert zum Schluß nicht mehr oder dann in unrichtiger Weise. Die Mittel müssen also selten wiederholt werden. Naturgemäß hat aber auch dies seine Grenzen. Es gibt in der Dosierung ein Minimum, das nicht unterschritten werden soll, ein Optimum und ein Maximum, dessen Überschreitung nachteilige Folgen für die Heilung mit sich bringt.

Allerdings ist in der Homöopathie das Minimum außerordentlich tief, so tief, daß einer, der nicht in die Homöopathie eingeweiht ist, die Sache kaum begreifen kann. Wie bereits gesagt, ist jede dynamische Dosis mit der Wirkung eines Funkens im Pulverfaß zu vergleichen. Ist das Mittel richtig gewählt, so zündet es und dann erfolgt die Wirkung gleichsam von selbst, es braucht gar nichts weiter dazu getan werden. Im Gegenteil, jedes weitere Tun ist nur von Schaden für den Ablauf der Heilungsreaktion. Das ist das Grundprinzip, nach dem Homöopathie getrieben werden muß, wenn sie erfolgreich sein soll. Aber dieses Grundprinzip gilt nicht für alle Fälle in gleichem Maße. Bei den einen ist jede noch so geringfügige Verletzung dieses Prinzipes von den allernachteiligsten Folgen begleitet; unter anderen Umständen hingegen verlangt dieses Prinzip eine weniger strenge Beobachtung, ja es kann sogar mitunter zum Vorteil der Patienten abgeändert werden.

A Tiefpotenzen

Die Tiefpotenzen können ohne weiteres angewandt werden zur Bekämpfung des akuten Asthmaanfalles. Sie haben den Vorteil einer weniger großen Selektivität, d. h. sie sind also auch noch bis zu einem gewissen Grade wirksam, wenn die Mittelwahl nicht vollständig homöopathisch ist. Dafür geht die Wirkung weniger in die Tiefe und ist weniger dauerhaft. Gelegentlich kann es auch einmal anders sein, wie im Fall Nr. 4 (Frl. D.), wo eine D 3 jedesmal Reaktionen hervorrief, bzw. gleichsam als konstitutionelles Mittel wirkte, daher in größeren Intervallen verabreicht werden mußte und das Asthma praktisch ausheilte.

Das sind aber Ausnahmen. Im allgemeinen wirken die Tiefpotenzen kurzfristig; sie tragen zur Heilung bei, wenn die Heilungstendenz kräftig ist, vermögen aber in der Regel chronische Krankheiten, d. h. solche mit mangelnder Heilungstendenz, wie das Asthma eine ist, nicht dauerhaft zu beeinflussen.

Persönlich wende ich nur sehr selten Tiefpotenzen an, selbst beim akuten Anfall nicht, denn es ist nicht nur interessanter, hohe Potenzen zu verwenden, sondern ihre Wirkung ist auch viel präziser und langfristiger. Außerdem lernt der Arzt genauer zu beobachten und genauer zu verordnen, weil er sich nicht mit einer ungefähren homöopathischen Mittelwahl begnügen kann.

Beim akuten Anfall verwende ich in der Regel die 30 C, wobei ich 5 Kügelchen in einem Glas Wasser auflösen lasse und diese Lösung dann eßlöffelweise verabreichen lasse nach A 2[7]), d. h. zunächst halbstündlich einen Eßlöffel voll, alsdann stündlich und dann dreistündlich, im ganzen etwa 9- bis 10mal 1 Eßlöffel. Treten Reaktionen ein, so wird die Dosis entsprechend verringert auf einen Teelöffel oder sogar auf einen Mokkalöffel, ferner werden die Intervalle verlängert. Ist der Anfall vorbei, so wird die Medikation abgesetzt.

Statt der 30 C kann auch die 6 LM verordnet werden. Man löst dann ein Kügelchen dieser 6 LM in einem Glas Wasser auf und verfährt in ganz genau gleicher Art nach A 2, wie oben beschrieben.

B Korsakoffsche Hochpotenzen

Bei diesen Potenzen gilt als Prinzip, daß die Dosen nur einmal gegeben und nicht wiederholt werden dürfen. Man gibt entweder 3 Kügelchen der betreffenden Potenz direkt auf die Zunge und läßt sie auf der Zunge zergehen oder aber löst sie in etwas Wasser auf, das man dann oral einnimmt.

Bei hartnäckig erscheinenden Fällen kann man auch 4 bis 5 Kügelchen der 30 C in einem Glas Wasser auflösen und das Mittel in mehreren fraktionierten Dosen geben, beispielsweise bei der 30 C, dreimal täglich einen Eßlöffel zwischen den Mahlzeiten, oder morgens beim Erwachen, eine halbe Stunde vor dem Mittagessen und abends beim Schlafengehen und dies 2 Tage lang. Den Rest

7) Voegeli, A.: Das ABC der Gesundheit. 6. Aufl., Karl F. Haug Verlag, Heidelberg 1981.

der Lösung schüttet man weg. Zur Beseitigung der Diathese, d. h. also der dem Asthma zugrunde liegenden konstitutionellen Störung, reicht indessen die 30 C in der Regel nicht aus, weshalb zu empfehlen ist, zu diesem Zwecke mit der 200 C zu beginnen. Man kann auch von dieser 200 C 4 bis 5 Kügelchen in einem halben Glas Wasser auflösen und das Mittel in 3 Fraktionen geben, die Dosen sollten nicht so weit auseinander liegen, sondern das Intervall zwischen den einzelnen Portionen sollte nicht mehr als eine halbe Stunde betragen, so daß man also die ganze Dosis in 3 Fraktionen innerhalb einer Stunde verabreicht. Dann muß absolut Schluß gemacht werden mit der Einnahme des Mittels und es darf weiter höchstens Placebo gegeben werden.

In der Regel wirkt eine C 30, wenn es sich um pflanzliche Mittel handelt, während 1 bis 3 Wochen, während welcher Zeit absolut nichts weiteres getan werden darf, da sonst die Wirkung des Mittels abgeschwächt oder vernichtet wird. Denn, ist einmal die Weichenstellung durch das Mittel erfolgt, so besorgt der Organismus alles weitere von selbst, genauso wie ein Zug, wenn er durch eine Weiche ins richtige Geleise geleitet wurde, in der gewünschten Richtung weiterfährt. Bei mineralischen, metallischen Mitteln und Nosoden kann die Wirkungsdauer einer Dosis sogar bedeutend länger sein, sie kann bis zu 6 Wochen, ja sogar noch bedeutend länger anhalten.

Solange die Besserung vorwärtsschreitet oder die Anfälle gar völlig ausbleiben, ist unter allen Umständen von weiterer Medikation Abstand zu nehmen, indem letzteres Zeichen sind, daß der Organismus auf dem richtigen Wege ist. Wenn hingegen nach 4, 5 oder 6 Wochen relativ guten Befindens wieder Zeichen von Rückfälligkeit bemerkbar werden, schreitet man zur Verabfolgung einer weiteren Dosis, die aber von höherer Potenz sein muß, also nach der 200 C beispielsweise eine M. Die Wirkung dieser M dauert in der Regel noch etwas länger als diejenige der 200. Sie kann 2 bis 3 Monate betragen, ja auch zur vollständigen Heilung führen. Treten aber nach Verstreichen obiger Frist wieder Zeichen von Asthma auf, so ist dies ein Hinweis dafür, daß das Mittel aufgehört hat zu wirken und daß man erneut mit der Medikation fortfahren muß. Man gibt dann in der Regel eine XM desselben Mittels, um alsdann wieder deren Wirkungsdauer abzuwarten, d. h. in der Regel weitere 2–3 Monate.

Ist nach dieser Frist das Asthma noch nicht vollständig geheilt, so hat es in der Regel keinen Sinn, mit demselben Mittel weiterzufahren. Man wählt daher nach Verstreichung der oben angegebenen Wartefrist das nächste Mittel (wiederum nach homöopathischen Grundsätzen) aus und verfährt, mit der 200 C beginnend, wiederum in derselben Weise wie vorher.

Zieht ein Mittel nicht, obwohl man das Gefühl hat, daß es homöopathisch richtig ausgewählt sei, so kann man einen sogenannten Dynamisationsstoß versuchen, welcher darin besteht, daß man hintereinander 3 Potenzen gibt, die erste eine 200 C, die zweite eine M, die dritte eine XM und zwar in folgender Weise: Man löst 3 Kügelchen 200 C in einem Glas Wasser auf, verabreicht sie in 3 Fraktionen mit halbstündigem Intervall. Am frühen Morgen des nächsten

Tages wird die M verabreicht (3 Kügelchen auf der Zunge zergehen lassen) und am Abend des nächsten Tages die XM (ebenfalls direkt auf die Zunge). Alsdann wartet man ab. Tritt nach 8 Tagen keine bemerkenswerte Besserung ein, so ist das ein Zeichen, daß der Patient auf das Mittel nicht anspricht. Man wählt nach dem Repertorisationsblatt das nächste homöopathische Mittel aus, um dann in gleicher Weise zu verfahren, wie am Anfang der Korsakoffpotenz angegeben wurde.

Diese Methode ist ausgezeichnet, doch eignet sie sich nur für Fälle, die relativ programmäßig verlaufen, d. h. wo nicht alle Augenblicke ärztlich eingegriffen werden muß, sei es, daß der Patient weiterhin seine Anfälle bekommt, sei es, daß er für interkurrente Krankheiten anfällig ist. Sieht man also voraus, daß solche Zwischenfälle zu erwarten sind, was meist schon aus der Anamnese oder während der Bekämpfung der akuten Anfälle ersehen werden kann, so ist es weniger empfehlenswert, zur Korsakoffschen Methode zu greifen, bei der man ja die Dosen nicht wiederholen kann, sondern man wählt dann die LM-Potenzen.

C Die LM-Potenzen

Hier wird verfahren, wie es in meinem ABC[8]) unter E1, E2, E3 und E4 angegeben ist. Jedes Mittel muß in steigenden Potenzen mindestens 4 bis 6 Monate lang gegeben werden, sofern es sich nicht als u n homöopathisch erweist. Man beginnt also z. B. mit der 6 LM, welche man 3 Wochen verabreicht, wartet dann 10 Tage ab und geht alsdann zur 12 LM über, die wiederum während 3 Wochen gegeben wird und zwar 1- bis 3mal pro Woche, auf k e i n e n Fall häufiger. So geht man allmählich weiter in die Höhe, wobei man die Potenz von einer Stufe zur andern um 6 bis 12 Potenzgrade erhöht. In dieser Weise macht man 3 bis 5 aufeinanderfolgende Kuren, wobei jeweils das Mittel 3 Wochen gegeben und dann eine 10- bis 14tägige Zwischenpause gemacht wird.

Handelt es sich um nervöse Patienten oder um solche mit deutlich ausgeprägten psychischen Symptomen, so ist es vorteilhaft, r a s c h e r in die Höhe zu gehen oder überhaupt mit höheren Potenzen zu beginnen, z. B. mit der 30 LM, worauf die 45, dann die 60, schließlich die 75 und eventuell noch die 90 LM folgt.

Man macht aber nur mehrere Kuren mit dem gleichen Mittel, wenn dies wirklich nötig ist. Verschwinden die Asthmaanfälle, so wird n i c h t s weiteres gegeben als allenfalls Placebo, wenn dies sich aus psychologischen Gründen als zweckmäßig erweist. Jedenfalls ist dringend davon abzuraten, mit der Kur weiterzufahren, wenn der Heilungsprozeß v o n s e l b s t vorwärtsgeht, indem man ja durch weiteres Verabfolgen von höheren LM-Potenzen nur seine Munition unnötig verschwenden würde. Dies wäre ein großer Nachteil, weil man sie vielleicht einige Jahre später doch wieder einmal nötig brauchen könnte. So wird man dem Patienten am besten dienen, wenn man nach dem Prinzip verfährt, s o w e n i g a l s m ö g l i c h z u v e r a b r e i c h e n und k e i n e s w e g s so viel

8) Voegeli, A.: Das ABC der Gesundheit. 6. Aufl., Karl F. Haug Verlag, Heidelberg 1981.

als möglich, wie es heute in der Schulmedizin üblich geworden ist. Das Prinzip der minimalen Einwirkung ist das oberste Prinzip in der Homöopathie und es muß stets das oberste Prinzip bleiben, weil nur der Organismus selbst eine Heilung fertigbringt. Falls sich durch den Verlauf der Kur erweist, daß die Heilung fortschreitet, wird der Organismus am erfolgreichsten mit der Heilung vorankommen, wenn man ihn bei diesem Geschäft nicht stört.

V Zusätzliche Therapien

Es ist selbstverständlich, daß auch beim Asthma äußere Einflüsse, wie Milieu, nervöse Einflüsse, Diät usw. eine Rolle spielen können, weshalb es sich empfiehlt, diesen Umständen eine gewisse Beachtung zu schenken.

A Diät

Ein gewisser, allerdings nur bescheidener Prozentsatz der Asthmatiker reagiert auf gewisse Nahrungsbestandteile. Dies sind vor allem diejenigen, welche der Kaligruppe angehören. So ist bekannt, daß beim Kalium-nitricum-Patienten die Anfälle sehr häufig durch Genuß von Kalbfleisch hervorgerufen werden, bei *Kalium carbonicum* hingegen hat das Essen im allgemeinen einen ungünstigen Einfluß. Die allergischen Anfälle treten beim letzteren in vermehrtem Maße nach dem Essen auf, insbesondere nach dem Mittagessen. Man wird in solchen Fällen guttun, wenigstens für die erste Zeit der Behandlung die verschlimmernden Faktoren durch Ausschaltung oder Verminderung der betreffenden Nahrungsbestandteile möglichst fernzuhalten. Natürlich kann man dem Patienten z. B. bei den Kalium-carbonicum-Fällen das Essen nicht überhaupt verbieten, aber man wird hier eine möglichst leichte Kost verordnen, z. B. die Bircher-Benner-Diät.

Bei anderen Fällen kann es aber gerade umgekehrt sein. Ich habe mehrere Patienten behandelt, die jahrelang mit einer fanatischen Ausdauer rein vegetarisch gelebt haben, weil ihnen der Diätetiker eine Heilung des Asthmas durch diese Maßnahme in Aussicht gestellt hatte. Nachdem aber im Verlauf von langer Zeit nicht nur keine Besserung, sondern eher eine Verschlimmerung eingetreten war, riet ich den Patienten, als sie mich konsultierten, zu einer normalen bürgerlichen Kost mit täglichem Fleischgenuß, und siehe da: die Anfälle wurden seltener, bevor ich mit der homöopathischen Behandlung recht eigentlich begonnen hatte. Solche Erfahrungen bilden zwar die Ausnahmen, aber sie kommen vor.

Sonst ist über die Diätbehandlung des Asthmas nicht viel zu sagen. Sie hat nur sekundäre Bedeutung, und vor allem kann man mit ihr das Asthma nicht heilen, von ganz seltenen Ausnahmefällen abgesehen.

B Lebensgestaltung

Daß nervöse Einflüsse auf die Zahl und Stärke der Anfälle eine größere Wirkung haben können, ist nicht zu leugnen. Der Prozentsatz derjenigen Patienten, welche bei starker geschäftlicher und nervöser Beanspruchung häufigere und stärkere Anfälle bekommen, aber in den Ferien verhältnismäßige Ruhe haben, ist nicht unbedeutend. Man wird in solchen Fällen dem Patienten Anleitung geben, wie er sein Leben zu gestalten hat, wobei vor allem ein hinreichender Schlaf und mehrmalige tägliche Ruhepausen zwischen der Arbeit von größter Bedeutung sind. Insbesondere ist ihnen zu empfehlen, nach dem Mittagessen mindestens eine Stunde zu ruhen und wenn möglich zu schlafen, ferner möglichst wenig Zeitungen zu lesen, vor allem das Radio während der Essenszeit nicht in Betrieb zu setzen, ja überhaupt das Nervensystem möglichst wenig durch Radiogeräusch, Fernsehsensationen, und wie diese Dinge alle heißen, in Erregung zu versetzen. Letzteres ist ja nicht nur für die Asthmakranken, sondern auch für alle Gesunden empfehlenswert. Die heute aufgekommene Unsitte, ständig mit irgend etwas auf das Nervensystem einzuhämmern, nimmt dem Menschen die innere Ruhe und schadet der Gesundheit viel mehr, als man im allgemeinen annimmt. Es ist merkwürdig, daß der Staat und die Wissenschaft, denen doch die Gesundheit der Bevölkerung am Herzen liegen sollte, diesen Unsinn noch unterstützen. Zwar wird immer wieder von Lärmbekämpfung geredet, aber die getroffenen Maßnahmen erinnern mich an eine Straßenschlacht, die ich einmal in Rom erlebt habe. Da war ein Mann dabei mit einem dicken Stecken, der wie besessen um sich schlug, aber dabei größten Bedacht darauf nahm, ja bei Gott niemanden zu treffen. Seine Gegner taten dasselbe und so gab es weder Beulen noch Verletzungen, was vielleicht bei einer politischen Straßenschlacht ein Vorteil ist, keineswegs aber, wenn man Maßnahmen gegen die Verdummung und Degeneration unserer Bevölkerung ergreifen sollte, was heute dringend nötig wäre. Der Lärmbekämpfung käme hierbei eine Hauptbedeutung zu, und es wäre m. E. gar nicht so schwer, hier wirksam durchzugreifen. Man müßte nur strikte alle Motorfahrzeuge, die infolge eines ungenügend wirksamen Auspufftopfes eine gewisse Lautstärke überschreiten, in flagranti konfiszieren und auf Kosten des Eigentümers mit einem hinreichend wirkenden Auspufftopf versehen, worauf der Betreffende nach 14 Tagen, gegen Bezahlung der Reparatur, nebst einer Buße, die entsprechend gesalzener ausfallen sollte, wenn die Ruhestörung während der Nacht erfolgt ist, sein Vehikel wieder abholen könnte. Ich bin überzeugt, daß mit einer solchen Maßnahme innerhalb einer Woche das ganze nächtliche Maschinengewehrfeuer, das in unseren Straßen tobt, vollkommen verschwinden würde, nur muß man eben ernst machen und nicht nur tun als ob.

Eine ganz üble Sache sind auch die lärmenden Plattenapparate, die heute in vielen Kaffeehäusern und Gaststätten die Lärmplage ganz erheblich vergrößern. Hier könnte man Abhilfe schaffen, indem man diese Apparate erstens einmal mit einer gewaltigen Steuer belegte und zweitens mit der Auflage, daß das Café durch ein gut sichtbares Schild nach außen das Vorhandensein eines solchen Apparates anzeigen müßte. Es könnte dann gemieden werden von Gästen, die während des Essens oder Kaffeetrinkens Ruhe haben wollen. Die Vergleiche zwischen der Frequenzzahl der ruhigen Speise- und Kaffeehäuser mit denjenigen, in denen Rummel herrscht, würde die Kaffeehausbesitzer wahrscheinlich bald über den, von Ausnahmefällen abgesehen, negativen Effekt ihrer Lärmmaschinen belehren.

Wir haben da einige praktische Erfahrungen. In unserem Vorort sind 2 größere Kaffeehäuser und Gaststätten, von denen die eine auf mehrfache Intervention des Bürgermeisters und meiner Wenigkeit dazu zu bringen war, Plattenapparat und Radiogeräusch strikte abzustellen. Das gab ein Aufatmen unter den Gästen, wie es aufschlußreicher nicht zu erwarten war. Es zeigte sich auch bald, wo der Lärmrummel seine Wurzeln hatte: es waren nämlich insbesondere die zum Teil italienischen und spanischen Kellner und Espressomaschinenbediener, welche anfänglich ständig versuchten, diese Maschinen wieder in Betrieb zu setzen, während die große Mehrzahl der Gäste herzlich froh war, daß sie einmal ungestört ihre Zeitung lesen, einen Kaffee trinken oder sich auch unterhalten konnten, ohne einander anzubrüllen. Seit sich nun die Sache eingebürgert hat, ist dieses Kaffeehaus ständig außerordentlich gut besetzt, während das andere, wo den ganzen Tag über das Radio schreit, eine viel geringere Frequenz aufweist. Der Besitzer scheint sich noch keine genaue Rechenschaft gegeben zu haben, wo der Hase im Pfeffer liegt; er hat zwar angeordnet, daß man das Radio nunmehr mit geringerer Lautstärke laufen läßt, was immerhin ein Fortschritt ist, aber zur vollständigen Ruhe hat er sich noch nicht bekehren können.

Es muß zugegeben werden, daß vielleicht dies für ihn gar nicht vorteilhaft wäre, denn dieses Kaffee ist nun das Lärmkaffee, das andere ist das ruhige, zu ihm gehen die Leute wegen des Lärms, ins andere gehen sie wegen der Ruhe. Es scheint aber doch so zu sein, daß diejenigen Gäste, welche die Ruhe schätzen, viel zahlreicher sind als die andern.

Auch auf öffentlichen Plätzen, im Auto beim Durchfahren von Ortschaften oder beim Anhalten an Aussichtspunkten, im Camping, in den Hotelzimmern, sollte strikt überall das Radiogeräusch verboten sein, wenn es nicht wie etwa im Wohnwagen in seiner Lautstärke so beschränkt wird, daß es in der nächsten Umgebung nicht mehr gehört wird. Die Toleranz, die heute üblich ist, hat zu einem Vandalismus geführt, bei dem die kultivierten und gebildeten Schichten durch die Primitiven terrorisiert werden. Jedermann muß den Radau, der überall herrscht, einfach über sich ergehen lassen, ohne zu Gegenmaßnahmen greifen zu können.

Der Verfasser hat sich schon seit Jahren praktisch darum bemüht, diesen Lärmterror zu dämpfen. Und zwar nicht durch Reklamationen und Grobheit, sondern durch Diskussionen und Anführen überzeugender Argumente. Es ist doch so, daß die bedeutenderen Köpfe, die Philosophen und Religionsstifter zu allen Zeiten gewußt haben, daß die Entwicklung des Menschen durch Konzentration und Stille gefördert wird und daß ein ständiges Aufnehmen von äußeren Eindrücken, insbesondere mit überstürzter Geschwindigkeit, den Menschen verflacht und ihn denkfaul macht. Wenn ihm alles vorgekaut wird, hat er auch nichts mehr selbst zu denken, ein Umstand, der schließlich zur Volksverdummung und zu einem moralischen Absinken eines Volkes führt. Diese Wahrheit kann man auch heute noch den meisten Menschen plausibel machen, wenn man sich die Mühe nimmt, mit ihnen zu diskutieren. Sie hören dann von selbst auf mit ihrem Lärmgeheul, dem sie vielfach ja überhaupt nicht zuhören, sondern das sie ganz reflexmäßig und ohne etwas dabei zu denken, in Betrieb setzen, weil es nun einmal so Mode ist oder weil sie zeigen wollen, daß sie im Besitze eines Transistors sind.

Auch die Radioprogramme könnten wesentlich zu einer Sanierung der Verhältnisse beitragen, wenn die heiseren Radaumacher, die heute ihre langweiligen Tiraden zum besten geben, auf ein Minimum beschränkt würden, statt daß man den Wünschen einiger Grünschnäbel mit schlechtem Geschmack so unglaublich entgegenkäme, wie es heute der Fall ist. Ferner sollte allgemein eine wirksame Volksaufklärung durchgeführt werden zum Zwecke der Erziehung der breiten Volksmassen. Heute ist es geradezu umgekehrt. Die ungebildeten, kritiklosen Volksklassen glauben, es sei ein Zeichen guten Geschmacks, wenn man Negermusik oder Sänger anhöre, die an chronischer Heiserkeit leiden und überhaupt nicht singen können. Auch sollte überhaupt mit dem Radiobetrieb, der immer gigantischere Formen annimmt, gewaltig gebremst werden. Erstens sind viel zu viele Sender vorhanden, welche einander ständig stören, so daß man das, was man gerne hören möchte, meist gar nicht hören kann, außer wenn es zufällig im Lokalsender gespielt wird. Die Nebengeräusche durch andere Sender verhunzen fast alle Programme, die man gerne abhören würde. Das Radio ist heute ein Staat im Staate geworden, der sich immer gewaltiger aufbläht zu seinem eigenen Nutzen, aber nicht zum Nutzen der Zuhörer. Auch hier sollte durchgegriffen werden, bevor es zu spät ist. So könnte die heutige aufpeitschende nervöse Beeinflussung durch eine an sich gute Sache, die aber durch maßlosen Mißbrauch ihren Zweck verfehlt und geradezu zu einer Plage geworden ist, wieder auf ein erträgliches Maß reduziert werden. Eine Menge von Krankheiten würden dadurch günstig beeinflußt, vor allem das Asthma, das eben zu denjenigen Leiden gehört, die durch nervöse Erregung meist verschlimmert werden.

Bei eigentlich nervösen Patienten tut man gut daran, auch bei der homöopathischen Verordnung auf die besondere Art der vorherrschenden Nervosität Rücksicht zu nehmen. Das ergibt sich ja meist bereits aus der Repertorisation, aber oft nicht in eindringlicher Weise. Es soll deshalb hier mit besonderem Nachdruck auf diesen Punkt hingewiesen werden. Oftmals sind bei solchen Patienten Mittel durch wenige Symptome angezeigt, welche besonders auf das emotionelle und Nervensystem wirken, wie z. B. *Coffea*, *Ignatia*, *Lachesis*, *Nux vomica*, *Staphisagria*, *Pulsatilla*, *Moschus*, *Castoreum*, *Acidum phosphoricum*, *Natrium muriaticum*, *Opium* oder *Chamomilla*. Diese Mittel bleiben aber im Hintertreffen, weil sie keine eigentlichen Asthmasymptome besitzen. Aus diesem Grunde werden sie meist vom repertorisierenden Arzt nicht genügend berücksichtigt. Man tut aber gut daran, bei nervösen Patienten diese Mittel eingehend zu berücksichtigen. Wenn einigermaßen angezeigt durch psychische Symptome, müssen solche Mittel, die der nervösen Struktur des Patienten entsprechen, vor dem eigentlichen Asthmamittel verordnet werden. Dadurch wird die Reizbarkeit des Nervensystems herabgesetzt und das eigentliche Asthmamittel wirkt dann viel günstiger und nachhaltiger.

Man kann dies so machen, daß man etwa 10 Tage vor Beginn des repertorisch am meisten indizierten Mittels ein durch seine Symptomatologie hinreichend begründetes Mittel aus der obigen Reihe in Korsakoffscher Potenzierung (etwa die 200) verabfolgt, worauf man nach 10 Tagen mit dem eigentlichen Mittel beginnt. Sind die nervösen Symptome ganz besonders ausgesprochen, so kann man diese Mittel auch als Zwischenmittel als LM-Potenzen geben und zwar etwa alle 10 bis 14 Tage eine Dosis, worauf man 3 bis 4 Tage wartet, um alsdann mit dem eigentlichen Asthmamittel fortzufahren. Das Zwischenschalten von solchen, ganz besonders auf das Nervensystem und die Psyche wirkenden, man kann fast sagen Beruhigungsmitteln, stört die Kur mit dem Hauptmittel nicht, wenn man nicht übertreibt, d. h. das Nervenmittel also nicht zu häufig gibt. Das hat schon HAHNEMANN empfohlen, der doch im allgemeinen der Verabreichung von Mitteln im Wechsel oder dem gleichzeitigen Verordnen mehrerer Mittel recht abgeneigt war. Auf diese Weise können die negativen nervösen Impulse wirksam bekämpft werden, was einen Vorteil bei der Behandlung des Asthmas bedeutet.

C Die Akupunktur

Die Akupunktur eignet sich ganz besonders zur Behandlung der akuten Asthmaanfälle, insbesondere wenn solche im Verlaufe der konstitutionellen Kur auftreten. Man wird dann diese Kur nicht gern durch Verabfolgen von akuten Mitteln unterbrechen, da das stets mit einer Abschwächung der Wirkung des konstitutionellen Mittels verbunden ist. Daher ist in solchen Fällen die Akupunktur von unschätzbarem Wert. Sie wirkt völlig gleichsinnig wie die Homöopathie, nämlich auf die Fluidströme und die übergeordneten energetischen Organisationen der menschlichen Organisation, ist also nur eine Homöopathie mit anderen Mitteln. Dazu ist ihre Wirkung außerordentlich präzis und leicht vorauszusehen, was gerade im akuten Anfall der Arzt besonders schätzen muß.

Ich kann mich hier selbstverständlich nicht näher mit der Akupunktur befassen, da dies an und für sich ein großes Gebiet darstellt, gebe aber im folgenden doch die Punkte an, welche beim asthmatischen Anfall vor allem in Frage kommen.

Bei der Akupunktur müssen wir in gleicher Weise wie bei der Homöopathie unterscheiden zwischen der Konstitutionslage und den darauf aufgepfropften reaktionellen Abweichungen.

1. Die Konstitutionslage

Das Asthma gründet sich, akupunkturistisch betrachtet, in der Regel auf eine konstitutionelle Abweichung im Konzeptions- oder (chinesisch) im Jenn-mo-System (nicht zu verwechseln mit der Konzeption im üblichen deutschen Sprachgebrauch). Der Hauptpunkt dieses Systems ist der Lie-tsiue (7. Lunge), und da es sich in der Regel um eine Energieerhöhung des Inn-Systems handelt, muß dieser Punkt energetisch herabgesetzt werden, was mit Silbernadeln geschieht. Es werden stets beide Punkte angestochen, d. h. der rechte und der linke. Sie liegen auf der Arteria radialis, 3 querfingerbreit oberhalb des Handgelenkspaltes. Das Punktieren dieses Punktes in Dispersion leitet die überschüssige Energie des Jenn-mo-Systems in den Dickdarmmeridian über.

Da der Lie-tsiue mit dem Tschao-rae (6. Niere) gekuppelt ist, tut man gut daran, gleichzeitig auch den letzteren Punkt doppelseitig und ebenfalls in Dispersion zu punktieren. Er liegt etwas unterhalb und vor der Spitze des Malleolus internus, etwa dort, wo das obere Drittel der Distanz zwischen Malleolus und Sohle in das mittlere Drittel übergeht.

Die Nadeln werden etwa 10–15 Minuten liegengelassen.

2. Die Behandlung der reaktionellen Abweichungen

An die obengenannte grundsätzliche konstitutionelle Behandlung schließt sich unmittelbar, d. h. in der gleichen Sitzung, die Regulierung der reaktionellen Abweichungen an.

Da fast bei allen Allergien die Leber insuffizient ist, kommt sehr häufig eine Tonussteigerung in folgenden Punkten in Betracht:

1. Ts'iou-ts'iuann (8. Leber),
2. Trae-tschrong (3. Leber)
   sowie, was gleichsinnig wirkt, eine Dispersion von
3. Fei-iu (13. Blase) oder
4. Fong-menn (12. Blase) oder
5. Tsiue-inn-iu (14. Blase), ferner von
6. Ro-kou (4. Dickdarm).

Weitere häufig indizierte Punkte sind:

7. Iou-menn (21. Niere).
8. Tienn-trou (22. Konzeptionsgefäß), besonders wenn gleichzeitig eine Altersbronchitis oder sonst viel Schleimauswurf besteht.
9. Choe-trou (10. Magen) bei kurzem Atem, sowohl bei Ein- als auch bei Ausatmung und Unmöglichkeit, Ruhe zu finden. Muß ständig herumgehen, auch nachts.
10. Chang-lienn des Beines (37. Magen) bei Plethora des Thorax, Hitze im Thorax (meist in Dispersion).

11. Tschong-tsi (3. Konzeption) meist in Dispersion bei Energiestauung in der Lunge.

Bei kontinuierlicher Dyspnoe, hastiger Atmung oder Röcheln:

12. Roa-kae (20. Konzeption).
13. Kroun-loun (60. Blase).
14. Tsri-menn des Thorax (14. Leber).

In äußerst hartnäckigen und veralteten, lange Zeit symptomatisch behandelten Fällen:

15. Tienn-trou (22. Konzeption).
16. Trann-tschong (17. Konzeption)
17. T'ienn-tsing (3 Heizer 10).

Als Grundregel gilt:

a) Möglichst wenig Punkte pro Sitzung anstechen, höchstens 5–6.

b) Behandlung alle 10–14 Tage wiederholen, bei hartnäckigen Fällen auch häufiger, d. h. sobald sich das Asthma wieder einstellt.

c) Die Nadeln werden 10–15 Minuten liegengelassen.

d) Silbernadeln erst herausziehen, wenn sich der Spasmus um die Nadel gelöst hat, und zwar ganz langsam und unmerklich. Goldnadeln hingegen mit einem kurzen Ruck herausziehen.

e) Das Behandlungsschema sollte so berechnet werden, daß auf 2 Dispersionspunkte mindestens 1 Tonifizierungspunkt kommt, da sonst das Gleichgewicht der Energieverteilung gestört wird und sich die Überleitung der Energie in die aufzufüllenden Meridiane nicht stabilisieren kann. Also nicht bloß Tonifizieren oder Dispersieren, sondern einen Ausgleich schaffen.

f) Die Akupunktur sollte nur als zusätzliche Methode angewandt werden, wenn es nicht gelingt, dem Patienten schon von Anfang an mit der Homöopathie Ruhe zu verschaffen. Sobald die Atmung freigeworden ist, sollte mit ersterer aufgehört werden; außer in ganz schweren, hartnäckigen Fällen, wo es u. U. angezeigt ist, eine regelrechte Kur von 8–12 Sitzungen durchzuführen neben der homöopathischen Behandlung.

Die Bestimmung der anzustechenden Punkte geschieht auf Grund der Symptome und vor allem der chinesischen Pulse, welche sorgfältig bestimmt werden müssen vor der Einleitung der Kur.

Durch eine richtig ausgeführte Akupunktur wird der akute Asthmaanfall meist innerhalb weniger Minuten vollständig gemeistert. Der Effekt hält in der Regel 8–14 Tage an (nach der ersten Sitzung manchmal nur 4–5 Tage; dann Sitzung wiederholen). Oft, ja in der großen Mehrzahl der Fälle, ist aber die Wirkung eine viel länger dauernde, weil in der Zwischenzeit auch noch das homöopathische Mittel seine Wirkung entfaltet hat, so daß ich selten gezwungen bin, mehr als 3–4 Sitzungen vorzunehmen. Zudem muß ich höchstens in 10% der Fälle zur Akupunktur Zuflucht nehmen, wie die Kasuistik bestätigt.

VI Kasuistik

Die folgende Kasuistik umfaßt alle Fälle von Asthma, die in den Jahren 1953–1962 von mir behandelt wurden und mindestens 3mal zur Konsultation erschienen sind. Fälle, die wegen einer anderen Krankheit zur Konsultation kamen, aber gleichzeitig an Asthma litten, sind berücksichtigt worden, sofern sich die Patienten der Asthmakur ebenfalls unterzogen haben.

Die Zahl der angemeldeten Asthmakranken war allerdings wesentlich größer als die Zahl der hier aufgeführten Fälle, aber infolge Überlastung und der dadurch bedingten langen Wartezeiten konnte nur ein Teil der Angemeldeten in Behandlung genommen werden. Diese letzteren sind aber alle in der Statistik enthalten mit Ausnahme eines Falles, dessen Krankengeschichte nicht mehr aufgefunden werden konnte. Einen weiteren Fall, den Fall Nr. 1, dessen Krankengeschichte ebenfalls nicht mehr vorhanden war, habe ich aus dem Gedächtnis reproduziert.

Abgesehen von obiger nicht von der Schwere des Falles abhängigen Einschränkung wurde keinerlei Auswahl der Fälle getroffen. Alle Kranken, welche die Wartezeit und oft langen Reisen auf sich nahmen, wurden unterschiedslos angenommen und keiner wurde wegen Komplikationen zurückgewiesen oder dessen Behandlung abgebrochen. Eine Anzahl neuerer Fälle, welche bisher meist günstig verliefen, konnten allerdings nicht berücksichtigt werden, da die Beobachtungszeit noch zu kurz ist, um ein endgültiges Urteil zu fällen.

Sämtliche Patienten, bei denen von einer anderen Behandlung nichts Besonderes vermerkt ist, wurden *ausschließlich* homöopathisch verarztet, bei einigen wenigen wurde im akuten Stadium neben der Homöopathie auch Akupunktur angewandt, was aber jedesmal ausdrücklich angegeben ist. Allopathische Medikamente, Vaccinen, allopathische Desensibilisierungsmethoden u. dgl. wurden von mir in keinem Falle zu Hilfe genommen.

Anm.: Abkürzungen:

D: Potenzen, die nach der Mehrglasmethode und nach der Dezimalskala hergestellt wurden.

C: Potenzen, die nach der Mehrglasmethode und nach der Centesimalskala hergestellt wurden.

K: nach der Korsakoffschen Methode und Centesimalskala hergestellte Potenzen.

LM: nach der Quinquagesima-milia-Skala hergestellte Potenzen.

A Die Fälle

Fall 1: P. C., Lehrling, ca. 16 Jahre alt, Behandlung ca. 1953.

Der Patient leidet seit zwei Jahren an Asthma und bekommt jedesmal einen Anfall, wenn er aus der entfernten Ortschaft, wo er seine Lehre absolviert, zu Besuch nach Hause fahren kann. Er erhält eine Dosis *Coffea* 200 K mit dem Resultat, daß das Asthma verschwindet, was mir sein Vater, der noch längere Zeit wegen einer anderen Krankheit in meiner Behandlung war, wiederholt bestätigt hat. Die Indikation für *Coffea* war: Verschlimmerung in Erwartung eines freudigen Ereignisses.

Juli 1963: Der Patient konnte nicht mehr ausfindig gemacht werden.

Fall 2: M. C., geb. 1920, geistliche Schwester.

Bronchialasthma seit zwei Jahren, verschlimmert durch Gewitter. Empfindung von Aufgeblasensein des ganzen Körpers und wie wenn er mit Elektrizität geladen wäre. Brennen in der Luftröhre, Neigung zu Heiserkeit, Verschlimmerung durch Sprechen. Psychisch: Hypersensibel. Schmerzen in der Lumbosacralgegend in die rechte Hüfte ausstrahlend. Verschlimmerung vor Gewittern, durch Luftelektrizität, feucht-kaltes Wetter, Schneefall, Wetterwechsel. Besser: während des Gewitters, wenn einmal der Regen einsetzt. Verlangen nach frischer Luft.

5. und 6. Mai 1953, 1. Konsultation: *Dulcamara* 30 K mit Reaktion (Zusammenschnürungsgefühl auf der Brust, stärkerer Auswurf und Husten, aber das Asthma ist verschwunden, tritt erst nach einigen Tagen wieder leicht in Erscheinung).

8. Juni 1953: *Bryonia* 30 K; 8. bis 10 Juni. (Danach Lumbago, schlimmer durch Bewegung, heftiger Charakter, hartköpfig.) Nach dieser Medikation verschwinden die Lumbosacralschmerzen und das Asthma ebenfalls.

27. November 1953: *Phosphor* 30 K mit ziemlich starker Reaktion (Gefühl, wie wenn sie betrunken wäre, Schmerzen in den Halsmuskeln, so daß man dieselben kaum berühren darf). Dann setzt aber eine Besserung des Allgemeinbefindens ein, das Asthma ist verschwunden.

Es tritt aber gegen April 1954 gelegentlich wieder auf, insbesondere nachdem sie mehrmals Schnupfen durchgemacht hat, der sich jedesmal in die Luftröhre hinab fortgepflanzt hat.

Sticta C2 vom 14. bis 30. April 1954, worauf es gut geht bis zum 30. September 1955, also volle 1½ Jahre. Die Patientin suchte mich wieder auf, weil seit den kühlen Nächten des Herbstes das Asthma sich wieder etwas bemerkbar macht.

Sie erhält *Dulcamara* 30 K am 1. und 2. Oktober 1955, worauf die Anfälle praktisch verschwinden. Abbrechen der Behandlung, weil ich Ende Oktober wegen einer akzidentellen Vergiftung die Praxis während mehreren Monaten aufgeben mußte.

26. Juni 1963, Bericht: 100%ige Besserung während der ersten zwei Jahre nach der Behandlung. Dann gelegentlich leichte Anfälle. Ließ sich von einem anderen Arzt behandeln, weil sie mich in Lausanne nicht mehr fand und glaubte, ich hätte meine Praxis aufgegeben. Jetzt 80%ige Besserung.

Fall 3: B. B., Kind, wbl., geb. 1952.

Die Asthmaanfälle begannen bei diesem Mädchen mit ca. 1½ Jahren, und zwar nach einem Schnupfen mit verstopfter Nase nachts und Fluß von durchsichtigem, farblosem, dünnem Sekret tagsüber. Die Asthmaanfälle waren begleitet von Pfeifen auf der Brust und Husten, und verschlimmerten sich nach dem Zubettgehen und beim Liegen. Das Kind hatte eine weiße Zunge, Verlangem nach Saurem und nach Fleisch. Psychisch bestand starke Abneigung, angerührt zu werden. Die Expectoration war schwierig. Feucht-kaltes Wetter brachte Vermehrung und Verstärkung der Anfälle. Nach einmonatiger Dauer dieses Zustandes, d. h. nach fast täglichen Anfällen, konsultierten mich die Eltern.

24. Februar 1954, 1. Konsultation: *Ant. tart.* 6 LM während 20 Tagen, wöchentlich dreimal, gestützt auf die obigen, größtenteils wahlanzeigenden Symptome, worauf sich der Zustand sofort wesentlich besserte, denn es hatte vom 18. Nov. bis 24. Dez. 1954 nur einen einzigen Asthmaanfall, der aber viel schwächer war. Bei der Nachkontrolle am 9. Januar 1955 war der Zustand befriedigend, die Anfälle waren in der Zwischenzeit selten aufgetreten und viel schwächer.

Es erhielt *Chamomilla* 200 K am 29. 1., gestützt auf seinen heftigen Charakter, seine schlechte Laune und seine Neigung zu Durchfällen.

Am 29. Juni 1955 praktisch kein Asthma mehr, aber Neigung zu häufigem Urindrang und Inkontinenz tagsüber, verschlimmert durch Kälte und feuchte Kälte. *Dulcamara* 200 K 26. Juni.

9. Juli 1955: Schnupfen nachts, trocken mit verstopfter Nase. Am Tag Nasenfluß mit dünnem Schleim, kein Asthma mehr.

Nux vomica 30, ferner *Tuberculinum* MK am 25. Juli.

Es ging gut, bis das Kind im August die Masern durchmachte, worauf wieder eine Bronchitis auftrat mit leichten asthmaartigen Anfällen.

18. Oktober 1955: *Morbilin* 200 K, dann *Antimonium tart.* 7 LM ab 1. November für 20 Tage, mit Symptomfreiheit in bezug auf Asthma in der Folgezeit.

Juli 1963: Keinen Bericht erhalten.

Fall 4: L. D., Stenokontoristin, wbl., geb. 1932.

Bronchial-Asthma seit dem Alter von 12 Jahren bis zum 17. Lebensjahr. Dann verschwand es infolge des Wohnungswechsels von Biel nach Lausanne, das ein trockenes Klima hat.

1954: Keuchhusten, welcher das Asthma wieder zum Vorschein brachte. Sie hat nun seit einem Jahr täglich Anfälle mit Verschlimmerung zwischen 2 und 3 Uhr nachts. Sie muß ständig antiasthmatische Mittel nehmen *(Asmac, Ephrodal, PEz* etc.).

28. September 1955, 1. Konsultation: *Pertussin* MK (Asthma-Keuchhusten). Daraufhin Reaktion (Somnolenz, Ptose der Augenlider und Schwächegefühl im ganzen Körper während etwa 2 Stunden nach der Einnahme).

28. Oktober 1955: Asthma völlig verschwunden.

20. Dezember 1955: Mußte sich Ende November einer Appendektomie unterziehen, worauf sich das Asthma wieder leicht bemerkbar gemacht hat. *Pertussinum* M (20. Dez.). Daraufhin langsames Abklingen der Anfälle und schließlich vollständiges Verschwinden gegen Anfang Januar 1956.

6. Juni 1956: Hat den ganzen Winter über kein Asthma mehr gehabt, aber seit Ende April gelegentlich wieder etwas Schweratmigkeit vor den Regeln. Das Asthma ist aber so schwach, daß wir keine Behandlung einleiten, zumal die Patientin wegen Magenbeschwerden andere homöopathische Mittel benötigte.

4. Juli 1956: Die Magenbeschwerden sind eine Zeitlang verschwunden, dann bekam sie Anfang Juli einen Asthmaanfall. *Kalium carb.* 200 4. Juli (Magenbeschwerden mit Angstgefühl in der Magengegend, Asthma zwischen 2 und 3 Uhr, sehr fröstelige Patientin).

5. Oktober 1956: Magenbeschwerden sozusagen verschwunden. Mit dem Asthma geht es auch gut, aber nach jedem Schnupfen tritt eine leichte Verschlimmerung ein, indem der Schnupfen sich dem Bronchialbaum nach abwärts fortsetzt und zu einer Bronchitis führt, die jedesmal von mäßigen Asthmaanfällen begleitet wird. *Sticta pulmonaria* C 3 (vom 5. bis 20. Oktober), dann nochmals *Pertussinum* M (24. Okto-

ber). Nach dem Einnehmen von *Sticta* fragte mich die Patientin, was sie tun solle, indem nach jeder Dosis von je 2 Kügelchen ein Asthmaanfall auftrete. Ich rate ihr, das Mittel sofort abzusetzen, worauf die Asthmaanfälle nicht mehr auftreten. Es ist dies einer der ziemlich seltenen Fälle, wo nach niederen Potenzen Reaktionen auftreten. Offenbar ist die Patientin ganz besonders empfindlich auf dieses Mittel. Ich habe sie zum letzten Mal am 31. Oktober 1958 gesehen. Die Asthmaanfälle sind praktisch weggeblieben, nur ein einziges Mal nach einem Schnupfen hat sie etwas Atemnot gehabt. In Anbetracht der Reaktion auf *Sticta* gab ich ihr eine Dosis *Sticta* 30 K am 31. Oktober 1958.

26. Juni 1963, letzter Bericht: Vollkommene Heilung nach *Sticta* 30 K.

Fall 5: F. B., Prokuristin, wbl., geb. 1925.

Asthma von Geburt an, so stark, daß sie fast von Beginn ihres Lebens an dreimal täglich eine Tablette *Alloidrin* zu sich nehmen mußte, bei gleicher Inhalation von Antiasthmaticis. Dazu Ekzem, ebenfalls von erster Krankheit an, auf Handrücken und Fingern.

23. bis 25. November 1954, 1. Konsultation: *Dulcamara* 30 K (Asthma verschlimmert durch Erkältungen, feucht-kaltes Wetter, im Herbst). Auf diese Dosis verschwand das Ekzem in wenigen Tagen fast vollständig, aber das Asthma wurde während 5 Tagen stärker, dann ging es erheblich zurück.

23. Dezember 1954: Das Asthma geht wieder etwas schlechter. *Dulcamara* 200 K. Sehr starke Reaktion. Auch das Ekzem tritt wieder etwas auf, dann aber Abklingen des Asthmas, das fast vollständig verschwindet, was bis zum 5. Februar 1955 anhält. Dann beginnt das Asthma wieder etwas aufzutreten, aber bedeutend schwächer.

24. Februar 1955: *Natrium sulfuricum* C 3 in Trituration (Asthma verschlimmert durch Feuchtigkeit). Das Mittel wirkte gut, das Asthma war zwar nie ganz verschwunden, aber nur sehr schwach.

22. März 1955: *Tuberculinum bovinum* 200 K (livide Extremitäten und Gesicht, Neigung zu Wechsel, labile Psyche, Verschlimmerung durch Wetterwechsel und warmes Zimmer. Neigung zu Rauchfleisch, Angst vor Hunden). Glänzende Wirkung des Mittels; bis Ende Mai sozusagen kein Asthma mehr, mußte auch keinerlei antiasthmatische Mittel mehr einnehmen.

1. Juni 1955: *Chelidonium* 30 K, da seit einigen Tagen sich das Asthma wieder bemerkbar macht. Nach *Chelidonium* starke Reaktion, dann bedeutende Besserung bis Anfang Juli. Von diesem Zeitpunkt an wird die Behandlung des Asthmas schwierig, da die Patientin nun von anderen Beschwerden geplagt wird, speziell von außerordentlich schmerzhaften Regeln sowie von heftigen abdominellen Koliken, was mich dazu bewegt, eine Nosode machen zu lassen aus Kulturen der bei der Patientin im Darm lebenden Bakterien, und zwar von Coli, Coli atypicus, Sarcinen, Enterokokken und Staphylococcus aureus. Es geschah dies nach einer Methode, die von einem Lausanner Arzt entwickelt wurde und mit der ich eine größere Anzahl von Versuchen machte zu dieser Zeit. Die Methode hat mir aber keine hinreichende Befriedigung gegeben, so daß ich sie wieder verlassen habe. Bei dieser Patientin wurde die Nosode zuerst in der C 3 und dann in der 6 LM gegeben. Ich konnte aber die Behandlung nicht zu Ende führen wegen meiner im Oktober 1955 erfolgten eigenen Erkrankung. Nachher habe ich die Patientin nicht wieder gesehen. Sie wohnt in 220 km Entfernung; die Erfahrung zeigt, daß auf so große Entfernung die Behandlung fast immer mit Schwierigkeiten verknüpft ist, indem die Patienten, wenn sie nicht gleich einen schlagenden Erfolg buchen können, rasch erlahmen und die Behandlung aufgeben oder nur noch in laxer Weise durchführen.

25. 6. 1963, letzter Bericht: Befriedigendes Resultat, hat 6 Monate lang angehalten nach Abschluß der Kur. Keine weiteren Kuren mehr gemacht. Jetzt, nach 8 Jahren, besteht noch eine merkliche Besserung gegen früher. Die Patientin gibt an, daß sie die Kur nach der Wiederaufnahme meiner Praxis wegen der großen Distanz nicht mehr aufgenommen habe, da sie die weite Reise jeweils sehr ermüdet habe.

Fall 6: A. M., Hausfrau, arbeitsunfähig, wbl., geb. 1888.

Asthma bronchiale seit 10 Jahren, nimmt ständig *Asmac;* ist bei 15 Ärzten gewesen, alles ohne den geringsten Erfolg. Das Asthma ist begleitet von einer schweren Altersbronchitis mit enormer Schleimansammlung in den Bronchien, die Lunge ist voller Rasselgeräusche, die Expectoration schwierig, der Auswurf dickflüssig und fadenziehend. Die Lippen sind bläulich, die Zunge sehr rot.

19. Januar 1955, 1. Konsultation: *Kalium bichromicum* 12 LM während 21 Tagen (Zunge feurig rot, Augenringe, nächtlicher Durst, Rasselgeräusche mit viel Schleim in den Bronchien und schwieriger Expectoration, worauf Asthma und Bronchitis sofort viel besser wurden. Als sie aber das *Kalium bichr.* absetzte, wurde es wieder schlechter).

Sie erhielt am 17. Februar noch einmal *Kalium bichr.* 6 LM während eines Monats, eine eigentlich etwas merkwürdige Verordnung, indem man ja mit der Potenzierung hinauf- und nicht hinuntergehen sollte. Wiederum außerordentlich gute Besserung. Der Auswurf ist fast verschwunden. Das Asthma hat ebenfalls fast aufgehört. Nach dem Absetzen der Medikation wiederum leichte Verschlimmerung, weshalb ich ihr am

12. April 1955 nochmals *Kalium bichr.* 6 LM verschreibe, leider auch eine ungenügende Steigerung der Potenzierung, weil sie ja das Mittel schon einmal in dieser Potenz bekommen hatte. Ich konnte aber nicht höher gehen, weil ich das Mittel in höherer Potenz nicht zur Verfügung hatte. Es ging wieder etwa 6 Wochen ganz befriedigend, dann trat eine Verschlimmerung ein, obwohl sie das Mittel weiternahm. Hierauf mußte ich die Behandlung abbrechen wegen meiner eigenen Erkrankung und habe die Patientin seither nicht wieder gesehen, noch auf meine Umfrage Nachricht erhalten.

Fall 7: H. S., Hausfrau, wbl., geb. 1911.

Asthma seit etwa 20 Jahren, das ich aber nicht lege artis behandeln konnte, da es noch mit allerlei anderen Leiden verknüpft war wie Gallensteinanfälle, rezidiviertem Ikterus, langdauernden Fieberperioden und Gebärmutterblutungen. Ich habe aber mehrmals bemerkenswerte palliative Erfolge gehabt, einmal mit *China* 200 K (Asthma, das im Herbst immer ganz besonders stark war), und ein anderes Mal mit *Chelidonium* 30 K (die Patientin hatte einen mehrwöchigen Asthmaanfall gehabt, worauf sie mich anrief und ich ihr *Chelidonium* 30 K schickte). Sofortiges Aufhören des Anfalles, nachdem sie 5 Kügelchen in einem Glas Wasser aufgelöst und einen Eßlöffel von dieser Lösung zu sich genommen hatte.

Ein anderes Mal, als sie mich ebenfalls wieder anrief (sie wohnte ungefähr 150 km entfernt von Lausanne), trat auf *Pulsatilla* 200 ebenfalls nach mehrwöchiger Dauer des Asthmas ein voller Erfolg auf, der von November 1957 bis Ende August 1958 anhielt. Seitdem keine Behandlung des Asthmas mehr, da ich mit der Leber und der Galle hinreichend zu tun hatte. Seit 7. Juli 1961 habe ich die Patientin nicht mehr gesehen.

Fall 8: D. V., Schülerin, wbl., geb. 1950.

Asthma bronchiale seit der Geburt. Schwere Anfälle 2- bis 3mal im Monat, die stets von einem Schnupfen eingeleitet werden.

10. März 1955, 1. Konsultation: *Sulfur* C 3 während 3 Wochen (Asthma und Ekzeme wechseln ab, Verschlimmerung im warmen Zimmer und durch körperliche Anstrengung. Psyche: gleichgültig in bezug auf körperliche Sauberkeit, befehlshaberisch).

29. Mai 1955: Bedeutende Besserung auf *Sulfur*, den ich ausnahmsweise in niedriger Potenz gegeben habe. In 2 Monaten nur 2 schwache Asthmaanfälle. *Tuberkulin Kochii* 200 1 Dosis 29. 5. 1953 (Verschlimmerung durch Wetterwechsel, Neigung zu labiler Psyche, Verlangen nach frischer Luft, Verlangen nach Rauchfleisch). Während 6 Wochen völlig symptomfrei, dann treten 2 schwache Krisen hintereinander auf.

8. Juli 1955: *Phosphor* 200 K (Verlangen nach Salz, Verlangen nach kalten Getränken, sehr durstig, Abneigung gegen Fisch, Verschlimmerung durch Gewitter, Angst vor Gewittern).

27. September 1955: Hat außerordentliche Fortschritte gemacht. Vom 8. Juli bis 27. September nur eine schwache Krise. *Natrium arsenicosum* 30 am 27. 9. 1955 (Schnupfen, welcher dem Asthma vorangeht und es einleitet, Asthma begleitet von Zusammenschnürungsgefühl und Bangigkeit auf der Brust. Chronische Bronchitis bei Kindern, besonders im Alter von 7 bis 9 Jahren. Trockene Conjunctiven und Lider, Augenringe. Reaktion auf diese Dose: Das Ekzem ist wieder hervorgetreten, aber nach 8 Tagen wieder verschwunden, ferner bekam sie nachher einen starken Nasenfluß, der 3 Wochen dauerte. Dann ist alles verschwunden, inklusive des Asthmas und nie mehr wieder aufgetreten bei einer Beobachtungszeit von 5 Jahren.

26. Juni 1963, letzter Bericht: Vollkommene Heilung.

Fall 9: M. P., wbl., geb. 1906.

Seit etwa einem Jahr Asthmaanfälle, schlimmer nachts, besonders zwischen 2 und 3 Uhr nachts. Die Anfälle sind begleitet von Blutdrang ins Gesicht.

14. September 1956, 1. Konsultation: *Ignatia* 200 (das Asthma ist aufgetreten nach einem großen Kummer, den sie in sich hineinfressen mußte).

24. September 1956: Bedeutende Besserung durch *Ignatia;* weitere Fortschritte. Placebo.

11. Oktober 1956: Weitere Fortschritte.

9. November: Asthmaanfälle völlig verschwunden, ohne irgendeine weitere Medikation als Placebo. Seither keine Behandlung mehr. Die Patientin war vorher während Monaten von einem Arzt getestet und mit für sie zubereiteten Vaccinen behandelt worden, welche aber eher eine Verschlimmerung ihres Zustandes mit sich gebracht hatten.

1963: Fragebogen mit Vermerk „abgereist“ unausgefüllt zurückgekommen.

Fall 10: P. N., Schüler, mnl., geb. 1943.

12jähriger Knabe, seit 2 Jahren Asthma. Periodische Anfälle, 2- bis 3mal pro Monat; jeder Anfall 2 bis 3 Tage dauernd. Die Krisen sind außerordentlich stark und werden verschlimmert durch jede körperliche Anstrengung. Anamnestisch ist hervorzuheben, daß der Knabe von Geburt auf an Ekzem gelitten hatte und zwar auf dem behaarten Kopf, in den Gelenkbeugen, besonders der Ellenbogen und des Hüftgelenkes. Er war dann von einem Spezialisten behandelt worden mit Salben, worauf das Ekzem gegen Ende des 10. Jahres unterdrückt werden konnte. Sofort darauf Auftreten des Asthmas. Er war ferner über ein Jahr durch einen Homöopathen behandelt worden, aber ohne jeden Erfolg. Selbstverständlich hatte er mehrere allopathische Kuren durchgemacht, ohne jeden Erfolg.

7. Dezember 1957, 1. Konsultation: *Sulfur* 6 LM vom 7. bis 27. Dezember, dann Ruhepause und dann noch einmal dasselbe vom 5. bis 12. Januar 1958 (Asthma nach Unterdrückung eines Ekzems; schwitzt leicht bei körperlichen Anstrengungen, besonders an den Handtellern. Psychisch: Neigung zu Zornanfällen, gleichgültig in bezug auf körperliche Sauberkeit und Kleidung). Ein paar Tage nach der Sulfurbehandlung ist das Asthma verschwunden und nie mehr aufgetreten. Er nahm am 29. Januar nochmals Placebo, ferner am 5. März noch einmal *Sulfur* 12 LM, womit er jeden Monat noch eine zehntägige Kur machte während 3 Monaten. Dies wurde lediglich zur Stabilisierung der Heilung verordnet. Irgendwelche Anfälle sind in der Zwischenzeit nicht mehr aufgetreten.

Juni 1963: Kein Bericht.

Fall 11: R. T., mnl., geb. 1928.

30 Jahre alt bei der Behandlung. Er hat viel an Angina gelitten, die jedesmal durch *Penicillin* unterdrückt wurde; ferner an einem Analekzem von 1953 bis 1956, das nach der ersten Penicillinkur aufgetreten war und durch Salben unterdrückt wurde. 2 Monate darauf ist das Asthma aufgetreten, das fast kontinuierlich ist, verbunden mit starkem Husten, besonders während der Nacht und besonders stark morgens von 2 bis 4 Uhr, begleitet von Pfeifen auf der Brust. Der Auswurf ist weißlich, schaumig. Das Asthma ist begleitet von bläulichen Lippen und bläulichem lividen Teint. Zungengrund weißlich belegt, die seitlichen Partien der Zunge sind sauber. Verlangt nach Gewürzen. Hat immer viel zu heiß, sucht einen frischen Platz mit den Beinen im Bett. Gasbeschwerden im Bauch mit Abgang von Winden, was erleichtert. Schlaflosigkeit infolge der Hitze in den Füßen. Verschlimmerung: von 2 bis 4 Uhr, Nebel, Feuchtigkeit; warmes Zimmer. Besser: Frische Luft. Wahrscheinliche Ursache: Allergie infolge *Penicillin*, Ekzem in Asthma umgewandelt, infolge dessen Vertreibung mit Salben.

12. März 1958, 1. Konsultation: *Sulfur* 6 LM vom 12. bis 31. März und vom 10. bis 25. April (hat immer zu heiß, zu heiße Füße im Bett, sucht frischen Platz, Asthma nach Unterdrückung eines Ekzems, Verschlimmerung durch warmes Zimmer, Verlangen nach gewürzten Speisen).

Auch Verlangen nach Gewürztem ist ein Sulfursymptom, nicht nur Verlangen nach Süßem.

15. März telefonischer Anruf: hat *Sulfur* bisher zweimal genommen, jedesmal mit starker Verschlimmerung des Asthmas. Verordnung: Soll es nur einmal pro Woche nehmen nach E 4.

2. Mai 1958: Bedeutende Besserung. Es besteht nur noch ein ganz leichtes Geräusch in der Trachea beim Atmen, und zwar meist abends von 9 Uhr an und in der Nacht. *Carbo vegetabilis* 30 K am 3. und 4. Mai 1958, eine Dosis in fraktionierter Verabreichung. (Rasseln in der Trachea, schlimmer durch warmes Zimmer, Verlangen nach frischer Luft, Blaufärbung von Lippen und Wangen, Gasbeschwerden mit Besserung durch Windabgang.)

19. Juli 1958: Das Asthma ist auf *Carbo veg.* völlig verschwunden. Es wird nochmals eine Dosis von *Carbo veg.* 200 K auf den 19. Juli verordnet, wiederum wegen der Gasbeschwerden, nachher noch *Sulfur* 11 LM zweimal 3 Wochen lang im August und September 1958 zwecks Stabilisierung der Behandlung, indem ja bekanntermaßen konstitutionelle Störungen mehrere Monate lang dasselbe Mittel erfordern.

25. Juni 1963, letzter Bericht: Die Asthmaanfälle sind nicht wieder aufgetreten. Vollkommene Heilung.

Fall 12: D. J., Schülerin, wbl., geb. 1949.

Kommt am 15. März 1958, also 9jährig, in die Sprechstunde. War stets ein korpulentes Mädchen, aber von fluorischer Konstitution. Neigung zu Schnupfen und Bronchitiden, eine besonders starke 1959 um Weihnachten herum, die mehrere Wochen gedauert hat, mit Masern kompliziert war und schließlich trotz *Penicillin* mit einer Broncho-Pneumonie endigte. Letztere wurde mit *Streptomycin* unterdrückt, worauf prompt das Asthma auftrat. Dieses ist von 3 Ärzten behandelt worden, wobei dem Kinde enorme Mengen von Medikamenten verordnet wurden. Ferner wurden auf Anraten eines derselben die Mandeln entfernt, aber alles ohne den geringsten Erfolg. Das Kind leidet seit einiger Zeit auch an rheumatischen Beschwerden, besonders in den Oberschenkelmuskeln und in den Fußgelenken, ferner ist es ständig verstopft.

15. März 1956, 1. Konsultation: *Morbilin* 200 K (Asthma aufgetreten nach Masern), sofortige Reaktion nach *Morbilin.* Es tritt ein Schnupfen auf mit starkem Ausfluß, der Husten verstärkt sich, das Asthma ebenfalls, und zwar dauert die Reaktion 3 Tage lang. Dann tritt eine Besserung ein, und nach 10 Tagen sind Asthma und Bronchitis verschwunden. Wenige Tage nach Verschwinden des Asthmas tritt ein Ekzem im Gesicht auf, ein Ausschlag, der schon 1957 aufgetreten war, aber dem Asthma nicht voranging, sondern erst auftrat, als das Kind bereits an Asthma litt. Der Ekzemschub dauerte 4 Tage, dann verschwand er, worauf sich das Asthma wieder etwas einstellte, aber nur in ganz leichtem Maße.

9. Juli 1958: Ganz gewaltige Besserung. Die Pat. hat nur einen einzigen leichten Asthmaanfall durchgemacht seit dem 15. Mai. *Tuberculinum* 6 LM vom 10. bis 30. Juni und dasselbe vom 10. bis 30. Juli 1958 (Allergie, Angst vor kleinen Tieren, Verlangen nach Rauchfleisch, Verschlimmerung durch das warme Zimmer und durch Wetterwechsel, Asthma begleitet von allergischem Rheumatismus).

13. September 1958: Hat nach *Tuberculinum* ebenfalls Reaktionen durchgemacht, besonders nach der ersten und zweiten Dosis, dann ist eine Besserung eingetreten und 14 Tage später war das Kind asthmafrei. Das Ekzem ist allmählich ebenfalls verschwunden. Ich sah das Kind 4 Monate lang nicht, da alles gut ging. Die Leute kamen aber am 25. Januar 1959 zur Kontrolle. Bis Ende Dezember hatte die Pat. keine Anfälle mehr gehabt, aber seither hatte das Kind zweimal über eine etwas erschwerte Atmung geklagt, weshalb mich die Eltern wieder aufsuchten. *Tuberkulin* 9 LM, zweimal 20 Tage lang mit 14tägiger Zwischenpause. Ich sehe das Kind erst wieder am 8. Dezember 1959. Das Asthma ist in der Zwischenzeit nie mehr aufgetreten. Nächste Kontrolle 27. September 1961. Das Asthma ist geheilt geblieben. Die Eltern bringen das Kind wegen einer anderen Störung.

25. Juni 1963, letzter Bericht: Vollkommene Heilung.

Fall 13: W. B., Landwirt, mnl., geb. 1915.

Bronchialasthma seit der Jugend, Neigung zu Schnupfen, zweimal Brustfellentzündung, einmal Gelbsucht, öfters und längere Zeit in Behandlung ohne jeden Erfolg. War getestet worden und erwies sich als sensibel auf vergorenen Heustaub. Das Asthma wird verschlimmert durch Aufenthalt in der Scheune, was für den Patienten unvermeidbar ist, da er Landwirt ist. Er leidet auch unter Ekzem der Hände und Arme, welches stets schlimmer wird beim Holzfällen oder beim Umladen von Brettern usw. Ich kann aber nicht ermitteln, ob das Asthma und das Ekzem miteinander abwechseln.

3. November 1958, 1. Konsultation: *Tuberkulin* 6 LM während eines Monats (außerordentlich allergisch, Verschlimmerung durch Wetterwechsel, durch warmes Zimmer, Verlangen nach Rauchfleisch).

15. Dezember 1958: Erhebliche Besserung, keine Anfälle bis zum 10. Dezember, also während fast 6 Wochen. Dann Rückfall nach einem Schnupfen.

Sticta 200 am 15. Dezember (Asthma nach Schnupfen, welcher in die Bronchien hinuntersteigt und dort eine Bronchitis verursacht, welche dann zu asthmatischen Anfällen führt). Er macht eine sehr starke Asthmareaktion sofort nach *Sticta* durch, dann bahnt sich aber eine rasche Besserung an. Das Asthma verschwindet nicht ganz, doch werden die Anfälle bedeutend erträglicher.

13. März 1959: Hat noch nie einen so guten Winter gehabt wie dieses Jahr, aber eine Grippe anfangs März mit Schnupfen hat das Asthma wieder etwas verschlimmert. Nochmals *Tuberkulin* 10 LM vom 25. März bis 25. April mit wiederum bedeutender Besserung.

8. Mai 1959: Placebo bis 19. Mai, dann *Arsenik* 200 K am 20. Mai (Asthma mit Verschlimmerung um 1 Uhr, durch Wetterwechsel, der Patient ist sehr frostig). Nächste Konsultation nach 6 Monaten am

2. November 1959: Das Asthma war praktisch während der ganzen Zeit verschwunden; nur ganz selten tritt eine leicht erschwerte Atmung auf, besonders wenn er in der Scheune zu tun hat.

16. Januar 1960: Placebo. Es sind keine Asthmaanfälle mehr aufgetreten. Nun konsultiert mich aber der Patient wegen allerhand anderer unbedeutender Beschwerden, gelegentlich Kopfweh, aufgetriebener Bauch, mitunter Sodbrennen usw., Beängstigungsgefühl auf der Brust usw. Nach Behandlung dieser Beschwerden treten wieder leichtere Anfälle von Erschwerung der Atmung ein, aber keine eigentlichen Asthmaanfälle mehr. Es ist eine häufige Erscheinung, daß bei einem konstitutionell Kranken, bei dem sein Hauptleiden verschwunden ist, das alte Leiden sich wieder bemerkbar macht, wenn man anfängt, weiter an dem Organismus herumzustochern, man sollte dies deshalb tunlichst unterlassen. Auf *Arsenik* M am 5. Februar ging es zwar wieder 2 Monate lang gut, dann kam wieder Asthma zum Vorschein nach einem Schnupfen, worauf *Sabadilla* 30 am 17. und 18. März, ferner *Tuberkulin* 10 LM vom 1. bis 30. April verordnet wurden (siehe Symptome 3. November 1958) und anschließend daran *Nux vomica* 6 LM vom 16. April bis 18. Mai (Neigung zu Schnupfen verursacht durch kalte Witterung mit verstopfter Nase nachts und Ausfluß tagsüber.

6. Mai 1958: Seit neuer Verordnung kein Asthma mehr, Schnupfen ebenfalls nicht mehr aufgetreten, hingegen hat der Patient noch immer das Gefühl von einer äußersten Empfindlichkeit der Nasenschleimhaut. Auch wenn er in die Scheune geht, so tritt dort ein Nasenfluß auf mit klarem wässerigen Sekret. Dasselbe Symptom zeigt sich auch, wenn er kalte oder nasse Füße bekommt.

Silicea M (K) am 15. Mai (wässeriger Nasenfluß, verursacht durch kalte oder nasse Füße).

20. Dezember 1961: Es ist sehr gut gegangen. Das Asthma ist wieder verschwunden. Der Pat. konsultiert mich wegen Schnupfen, der mit *Euphrasia* 6 LM sofort kuriert wurde.

25. Januar 1961: Gute Periode. Die Asthmaanfälle sind nicht mehr aufgetreten, aber das Gefühl der Empfindlichkeit in der Nase besteht weiter, ein Zeichen, daß also die Allergie nicht ganz beseitigt ist. *Calcarea carb.* 6 LM während zweimal 20 Tagen (korpulenter Mann mit Neigung zu Asthma, verschlimmert durch feuchte Kälte, Neigung zu Kopfschweiß).

20. März 1962: Der Kopfschweiß ist verschwunden, aber das Asthma ist eher etwas verschlimmert worden, die Verordnung war also nicht ganz richtig, denn wenn das Asthma verschwunden und dagegen der Kopfschweiß aufgetreten wäre, so wäre das als ein Zeichen einer Besserung zu werten nach dem Grundsatz, daß die Krankheiten von innen nach außen gehen müssen bei einer korrekten Behandlung. Ist es aber um-

gekehrt, muß dies als ein Zeichen ausgelegt werden, daß das Mittel nicht günstig wirkte. *Nux vomica* als Zwischenmittel, dann *Sulfur* 12 LM vom 8. bis 30. Juni, da sich nun mehrmals zeigt, daß beim Auftreten eines leichten Ekzems die Asthmaanfälle nicht auftreten; wenn aber das Ekzem nicht vorhanden ist, tritt gelegentlich etwas Atemnot auf.

12. Mai 1962: *Sulfur* 12 LM während 12 Wochen (Asthma abwechselnd mit Ekzem).

12. Juli 1962: Keine Anfälle mehr aufgetreten seit dem 18. Mai. Es wird zunächst Placebo gegeben, dann *Sulfur* 18 LM. Zwei Kuren von 3 Wochen mit 15tägigem Intervall, und zwar nur eine *Sulfur*-Dosis pro Woche. Ein komplizierter Fall.

Juli 1963: Kein Bericht auf Umfrage.

Fall 14: A. T., Schüler, mnl., geb. 1952.

Asthma seit 3 Jahren, hat begonnen mit einem Schnupfen, der in die Bronchien hinuntergestiegen ist. Von da an sind furchtbare Asthmakrisen aufgetreten, welche etwa 1- bis 2mal pro Monat erscheinen und jeweils 2 Tage dauern.

4. September 1958: 1. Konsultation mit 6 Jahren, nachdem zahlreiche Behandlungen vorangegangen waren. *Sticta pulmonaria 200 K* (Schnupfen, der nach den Bronchien hinuntergestiegen ist und zu Asthma geführt hat, Verschlimmerung durch Wetterwechsel).

5. Oktober 1958: Kein weiterer Asthmaanfall, hat viel besseren Appetit. *Tuberkulin* 6 LM (ständig müde, starke Neigung zu Schnupfen, schlimmer durch Wetterwechsel, durch feuchte Kälte sowie beim Herabsteigen vom Gebirge ins Tal, weiße Zunge). *Tuberkulin* wird wiederholt in der 10. LM und in der 12. LM. In der Folgezeit hat er nur noch einmal eine leichte Krise, etwa ein Jahr nach Beginn der Behandlung. Diese ist im Herbst aufgetreten, beim Eintreten frischer Witterung, sie war begleitet von Husten. *Dulcamara* 6 LM während eines Monats. Seit dieser Zeit keine Krise mehr.

Juni 1963: g e h e i l t (letzter Bericht).

Fall 15: B. T., Steuerbeamter, mnl., geb. 1932.

Bronchialasthma seit dem Alter von 3 Jahren.

19. April 1958, 1. Konsultation: *Sulfur* 6 LM (litt als Kind an Milchschorf, welcher durch Salben unterdrückt wurde, ständiges Schwitzen an den Handflächen, Verschlimmerung durch Wetterwechsel und durch warmes Zimmer). Wesentliche Besserung. *Tuberkulin* 6 LM 5/25 VII u. VIII 58 (Asthma verschlimmert durch Wetterwechsel, Verlangen nach Rauchfleisch). *Tuberkulin* hat mehrere Reaktionen hervorgerufen, aber nach demselben ist das Asthma praktisch verschwunden. Der Patient ist dann 1 Jahr nicht mehr in Behandlung gekommen. Im großen und ganzen ist es gutgeblieben, aber er hat doch den Eindruck, daß die Asthmadisposition wieder etwas größer geworden sei. Insbesondere gegen abends 20 Uhr hat er öfters etwas schweren Atem, vor allem bei Wetterwechsel, wenn das Wetter von schön zu schlecht umschlägt; ferner auch bei Schneefall. *Arsenik* eine Dosis 200 K am 29. 9. 1959. Das Asthma ist hierauf gut. Ich sehe den Patienten erst wieder am 8. Juli 1960 nach 3/4 Jahren, wo er sich wegen häufigen Verdauungsstörungen beklagt, insbesondere wenn er Eier esse, worauf ich ihm *Ferrum metallicum* 12 LM gebe, mit Heilung sowohl des Asthmas als auch der Verdauungsstörung.

Juni 1963, Nachkontrolle: A s t h m a g e h e i l t .

Fall 16: C. G., Schüler, mnl., geb. 1948.

Ekzem seit dem Alter von 6 Monaten, vor allem auf den Handrücken, um die Handgelenke herum, in den Ellenbeugen und Kniebeugen mit trockener, fissurierter, verdicker Haut. Das Ekzem wurde ständig mit Salben behandelt, konnte aber nicht zum Verschwinden gebracht werden, trotzdem trat dann im 4. Lebensjahr Asthma auf, das ihm bis heute am 16. Oktober 1958 treu geblieben ist.

16. Oktober 1958, 1. Konsultation: *Tuberkulin* 6 LM (allergisch, Verschlimmerung durch Wetterwechsel, Abwechseln von Asthma mit Ekzema) mit wesentlicher Besserung, doch ist am Anfang der Kur das Ekzema viel stärker hervorgetreten, um dann nach 10 Tagen abzuklingen. Weiter wurde gegeben *Sulfur* 10 LM, dann *Sepia* 12 LM, schließlich wieder *Tuberkulin*, dann *Dulcamara* und schließlich *Graphit*. Das Asthma ist völlig ausgeheilt.

3. Juli 1963, letzter Bericht: g e h e i l t.

Fall 17: F. T., Schülerin, wbl., geb. 1944.

Asthma, begleitet von Heuschnupfen seit dem Alter von 4 Jahren, behandelt durch 8 Ärzte ohne jede Besserung. Sie erhält *Pulsatilla* 12 LM während 4 Wochen (äußerst schüchtern, schlimmer durch warmes Zimmer, leidet an Amenorrhoe, starkes Verlangen nach frischer Luft.

13. November 1958: Keine Asthmaanfälle mehr, es wird weitergefahren mit *Pulsatilla*, dann mit *Tuberkulin*. Das Asthma ist nicht wieder aufgetreten.

Nächste Konsultation wegen Heufieber am 12. Juni 1962. Hat keine Asthmaanfälle mehr gehabt.

Bei der letzten Konsultation am 12. Februar 1963: Asthma nicht wieder aufgetreten.

Fall 18: V. A., Schülerin, wbl., geb. 1947.

Von Geburt an Asthma, behandelt durch zahlreiche Ärzte, darunter 2 Homöopathen, „deren Behandlung nur Verschlimmerung gebracht“, schließlich ein Chiropraktiker, der einige Besserung zuwege gebracht habe.

13. November 1958, 1. Konsultation mit 11 Jahren. *Pulsatilla* 6 LM während 3 Wochen (livide Gesichtsfarbe, sehr sensibel, schlimmer durch warmes Zimmer, besser durch warme Luft).

In der Folge wird *Pulsatilla* nochmals wiederholt in 9 LM während 20 Tagen.

23. November 1958: Es geht der Patientin sehr gut. Sie hat kein Asthma mehr, selbst nicht bei Föhnwetter, welches regelmäßig zu katastrophenartigen Anfällen geführt hatte, die selbst mit den üblichen Palliativmitteln nicht eingedämmt werden konnten. Der Vater kann fast nicht glauben, daß so etwas möglich ist, zumal sie jahrelange Kuren bei Homöopathen gemacht hatte.

7. Juli 1959: Letzter Bericht, es geht der Patientin gut. Sie ist seither nicht wieder zur Behandlung erschienen.

Juli 1963: Siehe Fall 19.

Fall 19: K. A., Schülerin, wbl., geb. 1950 (Schwester der obigen).

Milchschorf als Kleinkind, Asthma seit dem 4. Lebensjahr, stets mit Schnupfen beginnend, der dann in Bronchitis übergeht und schließlich in Asthmaanfälle ausartet, die mehrere Tage, oftmals sogar mehrere Wochen anhalten.

13. November 1958: 1. Konsultation gemeinsam mit ihrer Schwester im Alter von 8 Jahren. *Sticta pulmonaria* 30 LM während 3 Wochen mit bedeutender Besserung, alsdann *Tuberkulin* 6 LM (allergisches Asthma, Angst vor Tieren, schlimmer durch warmes Zimmer mit weiter bedeutender Besserung). Das Kind hat zwar noch etwas Atemnot, besonders bei Wetterwechsel, aber die Anfälle sind bedeutend schwächer und dauern viel weniger lang.

15. Juni 1959: Es geht befriedigend, das Kind hat praktisch kein Asthma mehr, hingegen besteht eine Neigung zu Bronchitis, die jetzt aber nicht mehr mit Asthma kompliziert ist.

Der Vater hat mich nachher nicht mehr aufgesucht.

Juli 1963: Bericht widersprechend mit sich selbst und meinen Aufzeichnungen. Es geht daraus hervor, daß offenbar beide Schwestern (Nr. 18 u. 19) nach einiger Zeit rückfällig wurden, wie dies ja bei so schweren Fällen nicht anders zu erwarten war, daß der Vater aber dann andere Ärzte konsultiert hat. Wie dem auch sei, es steht fest, daß das Asthma bei beiden Schwestern nach wenigen Konsultationen praktisch verschwunden ist, daß aber die Kur vorzeitig abgebrochen und nach Rückfall nicht wieder aufgenommen wurde, weshalb selbstverständlich eine Heilung nicht möglich wurde. Der Vater scheint eine merkwürdige Einstellung zur Heilkunst zu haben, worauf schon die behauptete Verschlimmerung durch zwei vorher konsultierte Homöopathen hinweist. Möglicherweise spielt auch die große Entfernung eine Rolle für die Nichtwiederaufnahme der Behandlung; dieser Umstand ist stets nachteilig.

Fall 20: E. W., Schüler, mnl., geb. 1950.

Seit mehreren Jahren asthmatischer Knabe. Als Kind klein und mager mit Neigung zu Schnupfen und Bronchitiden. Später tritt eine Diarrhoe auf und, nachdem diese unterdrückt wurde, das Asthma.

23. Dezember 1959, 1. Konsultation: Der Knabe wird mir mit 9 Jahren zugeführt im vollen Asthmaanfall. *Ipeca* 30 am 23. und 24. Dezember mit sofortigem Aufhören des Asthmas. Es wird darauf *Silicea* 6 LM eingesetzt; 2 Kuren von je 3 Wochen (fröstеliger Knabe, hat Bedürfnis, den Kopf warm einzuhüllen; Verlangen nach Rauchfleisch, ferner nach Wärme. Neigung zu Bronchitis, hat Angst vor Nadeln, nächtlicher Kopfschweiß). Das Asthma tritt nicht wieder auf. In der Folge machte der Pat. aber mehrere Bronchitiden durch mit etwas erschwerter Atmung. Die Mutter sucht mich noch mehrmals auf, da sie Angst hat, daß bei der immer noch bestehenden Bronchitisneigung das Asthma wieder auftreten könnte.

Er erhält sukzessive *Tuberkulin,* dann *Ipeca* 12 LM, worauf sämtliche Symptome verschwinden und sein Gesundheitszustand ausgezeichnet wird.

25. Juni 1963, letzter Bericht: Vollkommene Heilung.

Fall 21: F. H., Kind, wbl., geb. 1956.

Beginn der Behandlung 1. Dezember 1958; Abschluß der Behandlung: 7. Juli 1959. Nachher nochmals in Behandlung bei einem anderen Arzt, der ihr anläßlich eines Asthmaanfalles, der kurz nach Abschluß meiner Behandlung während meiner Abwesenheit aufgetreten ist, einen Inhalationsspray verordnete. Der Fall wurde extenso bereits beschrieben in meinem Artikel: „Die leidigen Hochpotenzen", Klass. Hom. Bd. 1962, Seite 149, 1962.

Letzter Bericht: 27. Juni 1963: 90%ige Besserung.

Fall 22: J. B., Schülerin, wbl., geb. 1948.

Asthma seit 3 Jahren. Sehr heftige Anfälle ca. 6mal pro Monat, welche 1 bis 2 Tage dauern.

3. Juni 1959: Erste Konsultation mit 11 Jahren. *Pulsatilla* C 3 als Kanalisator und als Hauptmittel *Tuberkulin* 6 LM während 3 Wochen (allergisches Asthma, häufiges Niesen, Verschlimmerung durch Anstrengung, Angst vor Hunden). *Pulsatilla* wird gegeben, weil man nicht mit einer Nosode beginnen soll, sondern mit einem pflanzlichen

Mittel und zwar möglichst mit einem Kanalisator für das Hauptmittel, welches hier *Tuberkulin* ist. *Pulsatilla* paßt nach den Symptomen am besten (äußerst anhänglich, empfindlich, weint oft, sanfte Natur, äußerst empfindlich auf Gerüche).

8. Juli 1959: Es treten sozusagen keine Asthmaanfälle auf. Es wird weitergefahren mit *Tuberkulin* 9 LM, dann bekommt die Patientin *Natrium sulfuricum* 6 LM (Verschlimmerung des Asthmas durch feuchte Kälte) während zweimal 3 Wochen, worauf die Krisen vollständig verschwinden.

24. November 1961: Keine Krisen mehr gehabt.

28. Juni 1963, letzter Bericht: Geheilt.

Fall 23: J.-P. R., Kaufmann, mnl., geb. 1912.

Asthma seit mehreren Jahren.

29. Oktober 1959: 1. Konsultation im Alter von 39 Jahren. *Calcium carb.* 6 LM (Säurebeschwerden, Korpulenz, carbonische Konstitution, Atemnot beim Steigen, hat ständig Verlangen nach Süßem, fröstelig), das Asthma verschwindet nach der ersten Medikation, der Patient wird noch längere Zeit weiterbehandelt wegen seiner Magenbeschwerden, so daß nicht genau gesagt werden kann, welche Mittel auch auf das Asthma gewirkt haben, jedenfalls ist das Asthma gutgeblieben.

Letzte Kontrolle 8. Mai 1963: Asthma geheilt.

Fall 24: M. J., Gymnasiast, mnl., geb. 1944.

Dickes Kind, carbonische Konstitution. Als Kind Milchschorf durch Salbe unterdrückt, dann Pockenimpfung, einen Monat danach ist das Asthma aufgetreten. Außerordentlich starke Anfälle seit dem Alter von 1 Jahr, fast jede Nacht gegen 5 Uhr morgens, etwas weniger am Tage, aber fast ständig an Atemnot leidend. Hat 25 Ärzte konsultiert, wurde gegen Tierhaare desensibilisiert, aber alles umsonst. Der letzte Arzt, am Verzweifeln, schickte ihn mir zu.

29. April 1960, 1. Konsultation. Der Patient ist jetzt 16jährig. *Sulfur* 12 LM während 3 Wochen (unterdrücktes Ekzem, Verlangen nach gebratenem Fleisch, nach frischer Luft, cholerisches Temperament, unordentlich). Während der Periode, wo er *Sulfur* nahm, war das Asthma sozusagen verschwunden. Es tritt aber wieder auf nach Absetzen von *Sulfur*. Ein akuter Anfall im Juni wird mit Akupunktur kupiert.

8. Juli 1960: *Variolin* 200 K (Asthma verschlimmert nach Pockenimpfung). Er ist darnach jetzt ziemlich asthmafrei, doch jedesmal wenn er nach Vevey geht (am See liegend), bekommt er einen Anfall.

5. Oktober 1960: *Medorrhinum* 12 LM während 4 Wochen (Asthma nach Vaccination, besser am Meere, ständig kalte Nasenspitze).

6. Januar 1961: Das Asthma ist gut geblieben, aber das Ekzem ist wieder aufgetreten (bekanntermaßen ein gutes Zeichen). *Tuberkulin* 12 LM, dann 14 LM (Asthma abwechselnd mit Ekzem, labiles Temperament, Verlangen nach Abwechslung).

11. Dezember 1961: Es ist gut gegangen, einzig wenn er nach Vevey geht, was öfters vorkommt, so tritt ein leichter Anfall auf. *Natrium sulf.* 6 LM während 3 Wochen. Von da an geht es gut, letzte Kontrolle 21. Dezember 1962. Es sind keine Asthmaanfälle mehr aufgetreten.

Fall 25: M.-L. B., Krankenschwester, wbl., geb. 1909.

Als Kind Ekzem (Milchschorf), dann an den Händen als Krankenschwester; Polypen der Nase, zweimal operiert, Neigung zu Bronchitiden, zahlreiche Impfungen. Bronchialasthma seit Jahren, früher in Anfällen auftretend, seit 2 Jahren aber fast kontinuierlich.

13. September 1960, 1. Konsultation: *Chelidonium* 30 K, 13./14. September (Asthma schlimmer nachts, begleitet von Leberschmerzen mit Ausstrahlung in den Rücken).

20. November: *Chelidonium* hat nur mäßig gewirkt, die Patientin konnte aber nicht mehr kommen, weil sie längere Zeit im Ausland abwesend war. *Dulcamara* 6 LM vom 20. November bis 10. Dezember mit Abschwächung der Anfälle. Es mußte nun aber eine andere Behandlung eingeleitet werden, da die Patientin schwere präklimakterische Blutungen bekam, so daß ich gezwungen war, während dieser homöopathischen Behandlung, die zu vollem Erfolge führte, gegen das Asthma Akupunktur anzuwenden, mit sofortiger günstiger Wirkung auf das Asthma. Diese Akupunktur wird in etwa 10tägigen Intervallen wiederholt, bis dann wieder eine homöopathische Behandlung möglich wird, als die Blutungen auf *Sabina* 12 M aufgehört haben.

21. November 1960: *Tuberkulin* 14 LM während einem Monat (Asthma abwechselnd mit rheumatischen Gelenkbeschwerden an Schulter- und Hüftgelenk, starke temporale Kopfschmerzen mit Ausstrahlung zum Hinterkopf und Empfindung von Zusammenschnüren, welche dem Asthma vorausgehen, ferner starke Anfälle von Niesen. Verlangen nach scharfen Speisen. Jucken der Augenlider, fröstelig, aber Verlangen nach frischer Luft. Verschlimmerung durch Feuchtigkeit und in der Nacht mit etwelcher Besserung). Es muß aber immer noch Akupunktur gemacht werden, die das Asthma immer wieder etwa für 10 oder 14 Tage zum Verschwinden bringt, worauf es sich dann jeweils wieder leicht bemerkbar macht vor der nächsten Akupunktur. *Natrium mur.* 6 LM, 8./28. 3. 1961 (Verstopfung, Leberschmerzen, trockene Stühle, trockene Schleimhäute, Neigung zu Depression, starke Empfindlichkeit auf Verdruß), bringt eine weitere Verminderung des Asthmas, obwohl nun die Akupunktur eingestellt wird. Dieses Mittel bringt auch das Ekzem wieder hervor, das nun die Füße und Fußgelenke ergreift, was ein Zeichen ist, daß das Mittel richtig gewählt wurde, trotz der wenigen und nicht sehr typischen Symptome. Die Ableitung des Asthmas auf die Haut und insbesondere das Erscheinen der Ekzeme an den unteren Extremitäten entspricht völlig der Forderung KENTs, daß die Krankheiten von innen nach außen und von oben nach unten, ferner unter Wiedererscheinen früherer Symptome ausheilen. Er geht der Patientin in der Folgezeit recht gut, das Asthma ist praktisch verschwunden, sie kommt jetzt hauptsächlich wegen des Rheumatismus in Behandlung, der aber auch sehr erträglich ist.

Juni 1963, letzter Bericht: Asthma praktisch verschwunden.

Fall 26: M. B., Kontoristin, wbl., geb. 1941.

Asthma seit dem 5. Lebensjahr, nach dem Keuchhusten aufgetreten und fast stets begleitet von frontalem Kopfweh und Schwindel. Chron. rezidiv. Sinusitis front.

25. November 1960: 1. Konsultation im Alter von 19 Jahren. *Pertussinum* 200 (K) (nach Keuchhusten).

7. Dezember 1960: *Ignatia* 30 K 8./9. Dezember (sehr sensibel, Kummer im stillen, Anfälle treten besonders auf nach Verdruß, sehr starke, verfrühte Menses).

Natrium sulf. 6 LM (10. Dezember bis 10. Januar) (Asthma verschlimmert durch Feuchtigkeit, Regenwetter, bei Aufenthalt an Seen).

In der Folge ständige Krisen. Ist enttäuscht und unterbricht die Behandlung, dies z. T. wohl auch, da die Patientin ziemlich weit entfernt wohnt, nämlich im französischen Jura.

17. Dezember 1962: Kommt erneut in Behandlung, da sie einen schweren Rückfall ihres Stirnhöhlenkatarrhs erlitten hat und weil auch das Asthma ständig schlimmer geworden ist, so daß sie täglich Einspritzungen machen muß. Alle ärztlichen Bemühungen seit Januar 1960 waren völlig erfolglos, sowohl in bezug auf die Sinusitis als auch auf das Asthma.

Kalium bichr. 200 K (17. Dezember, eine Dosis). Stirnhöhlenkatarrh heilt aus, um in der Folge nicht mehr aufzutreten.

Tuberculinum 12 LM (10. Januar–10. Februar 1963) (Auftreten des Asthmas bei Wetterwechsel, Verschlimmerung der Anfälle im warmen Zimmer, Patientin hat Angst vor Hunden, ist psycholabil und sehr unbeständig, sie liebt Orts- und Berufswechsel). Ihre Angabe, daß das Asthma sich durch Feuchtigkeit verschlimmere, war offenbar nicht richtig, denn es ist nicht die Feuchtigkeit, sondern der Wetterwechsel, welcher verschlimmert, wie sich jetzt herausstellte.

1. April 1963: Asthma ist verschwunden.

17. Juni 1963, letzte Nachricht: Asthma vollständig geheilt.

Fall 27: B. P., Schüler, mnl., geb. 1955

9. Dezember 1960, 1. Konsultation: Der Knabe, der jetzt 5 Jahre alt ist, leidet seit dem 6. Lebensmonat an Asthma, nachdem er eine Bronchopneumonie durchgemacht hatte, die mit *Penicillin* behandelt worden war. *Calcarea carb.* 18 LM während zwei 20tägigen Perioden (ständig Verschleimung der Lunge mit Rasselgeräuschen, Neigung zu Husten, weiße Zunge, Kopfschweiß nachts, nicht übelriechender Fußschweiß; Verschlimmerung durch Feuchtigkeit und feuchte Kälte. Dickes Kind von carbonischer Konstitution). Ganz bemerkenswerte Besserung. Das Asthma ist sozusagen verschwunden. Es wird mit dieser Therapie weitergefahren. *Calcarea carb.* 24 LM, ebenfalls während zwei 20tägigen Perioden mit völliger Ausheilung des Asthmas. In der Folge finden nur noch gelegentlich, aber sehr selten, Behandlungen wegen interkurrenten Krankheiten statt, aber das Asthma bleibt geheilt.

26. Juni 1963, letzter Bericht: Vollkommen geheilt.

Fall 28: J. Sch., Sägereiarbeiter, mnl., geb. 1906.

Asthma seit 3 Jahren. Periodische Anfälle, schlimmer beim Aufstehen, zwischen 16 und 17 Uhr, durch trockenes, schönes Wetter, Sägestaub.

18. Januar 1961, 1. Konsultation: *Pothos foetida* 200 K am 18. Januar (Asthma verursacht durch Staub. Anfälle begleitet von Zusammenschnürungsgefühl in der Kehle, heftiger Charakter, verträgt keinen Widerspruch. Verschlimmerung durch Anstrengung).

27. Februar 1961: Sehr gute Besserung. Die Asthmaanfälle, die vorher täglich ein- bis zweimal auftraten, sind so gut wie verschwunden. Es wird Placebo gegeben, dann noch eine Dosis von *Pothos foetida* M (K), welche der Patient nehmen soll, wenn es wieder etwas weniger gut gehen sollte. Dies tut er am 28. März. Das war aber nicht richtig, da er damals einen Schnupfen durchgemacht hatte, nach dessen Auftreten es wieder zu Asthmaanfällen gekommen ist, allerdings viel leichteren als früher. In diesem Falle hätte er mich anrufen sollen, und man hätte den Schnupfen behandeln müssen; sein Hauptmittel während des Schnupfens zu geben war fehlerhaft. Solche Mängel kommen vor, weil die Patienten wegen Überlastung des Fernsprechers häufig nicht dazu kommen, mich telefonisch zu erreichen.

5. Mai 1961: *Tuberkulin* (Verlangen nach Rauchfleisch, Asthma schlimmer bei Wetterumschlag und im warmen Zimmer, Zunge belegt, Neigung zu Schnupfen und Sinusitis).

3. Juli 1961: Es geht gut, der Patient hat keine Anfälle mehr gehabt. Das Asthma bleibt während der folgenden Beobachtungszeit praktisch sozusagen geheilt, er hat nur noch ganz geringe, kaum merkbare Erscheinungen.

Am 5. Januar 1962 gebe ich ihm noch *Causticum* M (K) (indiziert durch Verschlimmerung bei trockenem schönen Wetter, durch Verlangen nach Rauchfleisch, durch

Besserung bei Feuchtigkeit und frischer Luft, ferner durch das cholerische, ungeduldige Temperament).

7. März 1962: Starke Asthmareaktion nach *Causticum;* seither ist das Asthma verschwunden. Der Patient erhält Placebo, ferner eine Dosis *Causticum* XM K, welche er nehmen soll, wenn wieder Anzeichen einer rückfälligen Bewegung auftreten sollten. Seither keine Behandlung mehr.

Es ist immer ein etwas zweischneidiges Schwert, dem Patienten Mittel in die Hand zu geben mit der Empfehlung, sie erst zu nehmen, wenn er sie wirklich nötig hat. Es kann dann herauskommen, wie am 28. 3. 1961 mit *Pothos foetida,* d. h. daß der Patient die Mittel nimmt, wenn eine Verschlimmerung auftritt, die aber auf ganz andere Umstände zurückzuführen ist als auf diejenigen, für welche das betreffende Mittel indiziert ist. Andere Patienten warten sogar nicht einmal die rückläufige Bewegung ab, sondern nehmen das Mittel willkürlich, wenn es ihnen paßt, in der Meinung, daß es ja doch nicht schaden, sondern eher nützen werde. Wie gesagt bin ich aber gezwungen, zu solchen Methoden Zuflucht zu nehmen, um Konsultationen zu sparen.

26. Juni 1963: Vollkommene Beschwerdefreiheit.

6. Mai 1964: Keinerlei Beschwerden vom Februar 1962 bis Ende April 1964; seit da wieder Schnupfen mit Grippe, begleitet von leichtem Asthma *Sticta* 30 C (6–8 V) mit erneuter völliger Beschwerdefreiheit.

Fall 29: A. S., Metallarbeiter, mnl., geb. 1915.

Asthma seit 15 Jahren, ständig montags 17 Uhr beginnend; Wiederholung dienstags, dann jeden Tag um dieselbe Zeit, aber immer schwächer werdend bis am Ende der Woche. Montag wieder neu beginnend in alter Stärke. Verschlimmerung von 17 Uhr an und während der ganzen Nacht. Besser von Tagesanbruch bis 17 Uhr. Hat außerordentlich viele Medikamente genommen, auf die er sehr empfindlich ist. Neigung zu Gelenkrheumatismus, besonders an den Fußgelenken und an der linken Schulter. Anfälligkeit für Schnupfen, der die Bronchien hinuntersteigt und auch den Nasen-Rachenraum ergreift, mit viel Sekret, das dick und grün-gelb ist. Dieses Sekret stammt sowohl aus dem Nasen-Rachenraum und aus den Bronchien.

24. Februar 1961, 1. Konsultation: *Nux vomica* 30 (s. o.), 10 Tage später *Fluoris acidum* 6 LM, 2 Kuren von 20 Tagen mit 9 Tagen Zwischenraum (Beengung auf der Brust, starke Varicenbildung, außerordentlich stark gefurchte Zunge, Verschlimmerung durch extreme Temperaturen).

6. Mai 1961: Das Asthma ist verschwunden durch *Fluoris ac.*, an dessen Stelle ist aber der Gelenkrheumatismus etwas stärker geworden. *Tuberkulin* 6 LM vom 6. bis 26. Mai und 6. bis 26. Juni (Asthma wechselt ab mit Rheumatismus, Angst vor Tieren, schlimmer durch Wetterwechsel).

21. Juni 1961, letzte Konsultation: Symptomfreiheit sowohl von Asthma wie auch Gelenkrheumatismus, keine weitere Behandlung mehr.

1. Juli 1963, letzter Bericht: Asthma wieder aufgetreten 1962. Macht andere Kuren; also ein wenig ausdauernder Patient, der eine Kur, die nach 3 Konsultationen von einem 15jährigen Asthma befreit hat, nicht wieder aufnimmt, sondern sein Glück anderswo versucht.

Fall 30: P. B., Stenokontoristin, wbl., geb. 1943.

Asthma seit dem Alter von 16 Jahren, außerordentlich heftige Anfälle, mehrmals wöchentlich, schlimmer am Abend zwischen 19 und 23 Uhr oder dann auch am Morgen von 1 bis 6 Uhr, ferner durch Feuchtigkeit, Regen, im Frühling und im Herbst, durch Bewegung, vor den Regeln und auch durch Verdruß. Sie hat stets an Bronchitis gelitten, die sich durchschnittlich alle 3 Wochen wiederholt. Sie war einer Vaccinbehandlung unterzogen worden, aber ohne jedes Resultat.

24. November 1961, 1. Konsultation: *Dulcamara* 12 LM (Asthma verschlimmert durch feucht-kaltes Wetter). Ganz wesentliche Besserung, nur eine Krise innerhalb von einem Monat, aber Reaktion auf die ersten 2 Dosen von *Dulcamara*. Es werden weiter gegeben *Natrium sulf.*, dann *Tuberculinum* und schließlich *Staphisagria*, da sie einen leichten Asthmaanfall erlitten hatte, nachdem sie sich wegen ungerechter Behandlung aufgeregt hatte. Seitdem ist sie beschwerdefrei.

Nachkontrolliert am 15. Mai 1963: Geheilt.

Fall 31: E. J., Handelsangestellter, mnl., geb. 1932.

Asthma seit dem 2. Lebensmonat, 3 bis 4 Anfälle pro Woche, jedesmal mehrere Stunden dauernd. Er unterdrückt die Anfälle jeweils durch antiasthmatische Mittel, sonst würden sie wohl länger dauern.

22. Januar 1962, 1. Konsultation: *Chelidonium* 30 am 22./23. Januar (Schmerzen in der Lebergegend, empfindlich auf Kälte und Wetterwechsel). Dann *Staphisagria* (Verschlimmerung durch Verdruß und Ungerechtigkeit, aufgeregt, erträgt den Kummer im stillen). Das Asthma verschwindet sozusagen ganz. Es erhält sukzessive noch *Lachesis, Chelidonium, Ignatia* und schließlich *Tuberculinum*, alle in LM-Potenzen, praktisch mit Beschwerdefreiheit.

Letzte Konsultation 7. Juli 1962.

1. Juli 1963, letzter Bericht: Resultat ist stabil geblieben; gelegentlich etwas schwerer Atem, aber keine eigentlichen Anfälle mehr. Behandlung war zu kurzdauernd, nur über 5 Monate mit bloß 4 Konsultationen, davon eine telefonisch.

Fall 32: G. Z., mnl., geb. 1955.

Asthma verursacht durch Schnupfen, der jedesmal in eine Bronchitis ausartet und periodisch wiederkommt. Das Asthma ist aufgetreten nach Unterdrückung eines Ekzems durch Salbenbehandlung.

26. Januar 1962, 1. Konsultation: *Tuberkulin* 6 LM (Asthma, verlangt nach Rauchfleisch, reizbar, Verlangen nach Wechsel, Abwechslung von Hauteruption mit Asthma). Das Asthma ist am 10. Februar praktisch verschwunden. Es folgt dann eine interkurrente Behandlung wegen anderweitigen Bagatellkrankheiten, hierauf wird nochmals *Tuberkulin* gegeben, dann *Dulcamara* 12 LM, weil das Asthma im Herbst, beim Eintritt kalter Witterung und Nebel ganz leicht exacerbiert. Zum Schluß *Sulfur* 12 LM (Wechsel von Asthma und Ekzema, Neigung zu Schweißen). Das Asthma ist seither nicht mehr aufgetreten, Kontrolle vor kurzem.

15. Oktober 1963 : Geheilt (Kontrolle).

Eine Anzahl neuerer Fälle (ca. 12), fast alle mit günstigem Verlauf, sind nicht berücksichtigt worden, weil die Beobachtungszeit zu kurz ist, um ein endgültiges Urteil zu erlauben; z. Z. sind alle, soweit mir bekannt, beschwerdefrei, ohne Mittel zu nehmen.

B Zusammenfassung

Die vorliegende Kasuistik umfaßt 32 homöopathisch behandelte Asthmafälle. Sie erstreckt sich über 10 Jahre und enthält alle Patienten, die in meinen Registern als Asthmapatienten enthalten sind. Wie gesagt wurde keinerlei Auswahl nach der Schwere der Fälle getroffen, sondern die Kranken wurden der Reihe nach angenommen wie es meiner Arbeitskraft nach möglich war. Wenn trotzdem eine Anzahl von Patienten nicht in Behandlung genommen werden konnte, so war der Grund nur der, daß sie entweder die zum Teil ziemlich lange Wartezeit nicht auf sich nehmen wollten oder daß ihnen die oft ziemlich langen Reisen zu beschwerlich waren.

Alle Asthmatiker, mit Ausnahme des Falles 1, waren vorher schon schulmedizinisch, chiropraktisch, mit Naturheilmethoden, Brunnenkuren usw. behandelt worden und hatten oft schon zahlreiche Ärzte konsultiert, z. T. bis zu 26, aber alles erfolglos. Bei mehreren, insbesonders bei Fall 18, 19 und 27 waren Kuren durch homöopathische Ärzte vorangegangen, aber mit wenig oder keinem Erfolg.

Was die Resultate anbetrifft, so möge der Leser selbst urteilen. Zusammenfassend möge nur gesagt werden, daß alle Patienten erheblich gebessert wurden, ja daß bei weitaus der Mehrzahl das Asthma sozusagen von Anfang an praktisch fast oder ganz verschwand, daß die Symptomfreiheit praktisch bei fast allen während der Kur und noch einige Monate oder sogar 1–2 Jahre lang bestehen blieb und daß viele bis heute geheilt blieben. Auch diejenigen, welche nach einiger Zeit Rezidive bekamen – Rezidive, die meist in sehr abgeschwächter Weise auftraten –, und sich wieder zur Behandlung stellten, wurden wieder symptomfrei. Es scheint fast eine Regel zu sein, daß nach 1–2 Jahren wieder kleinere Rezidive auftreten, daß aber der Patient, der dann eine zweite, meist viel kürzere Kur macht, sozusagen in allen Fällen sofort wieder symptomfrei wird und daß dann die Symptomfreiheit jahrelang anhält, nämlich 3–5 Jahre, was nach der heutigen Praxis in der medizinischen Beurteilung als Heilung gewertet werden darf. Diejenigen Patienten, die sich nicht wieder zur Nachkur eingestellt haben, dürfen daher nicht als vollständig durchbehandelt betrachtet werden.

Fast alle Kranken wurden ausschließlich mit Hochpotenz behandelt, einige mit Korsakoffschen, die meisten mit LM-Potenzen. Tiefpotenzen wurden mitunter auch angewandt, aber nur ganz ausnahmsweise und, außer einem Fall, nur im akuten Stadium. Bei einigen wenigen Kranken wurde im akuten Stadium auch die Akupunktur zu Hilfe genommen, besonders dann, wenn neben dem Asthma noch eine andere Erkrankung vorlag, so daß der absolut korrekten Asthmabehandlung Hindernisse entgegenstanden. Diese Fälle von Kombination mit Akupunktur bilden aber die große Ausnahme.

Rekapitulierend darf wohl gesagt werden, daß es mittels der korrekt angewandten Homöopathie meist gelingt, das Asthma praktisch zu heilen, und daß diese Methode allen andern turmhoch überlegen ist.

Weitere Werke von Dr. med. Adolf Voegeli

Die rheumatischen Erkrankungen – ihre rationelle Behandlung und Heilung

Mit einem Beitrag von Dr. med. Otto Henn, Innsbruck-Badgastein
3. Auflage, 156 Seiten, kart. mit 2farb. Umschlag, DM 25,–

Magen-, Leber- und Galle-Erkrankungen

2. Auflage, 232 Seiten (108 Textseiten und 120 Tabellenseiten), kart. mit 2farb. Umschlag, DM 27,–

Homöopathische Therapie der Kinderkrankheiten

2. Auflage, 346 Seiten (88 Textseiten und 258 Tabellenseiten), kart. mit 2farb. Umschlag, DM 48,–

Die korrekte homöopathische Behandlung in der täglichen Praxis

Mit Repertorium
5. Auflage, 100 Seiten, kart. mit 2farb. Umschlag, DM 14,–

Heilkunst in neuer Sicht

Ein Praxisbuch
4. Auflage, 300 Seiten, kart. mit 2farb. Umschlag, DM 40,–

Das ABC der Gesundheit

6. Auflage, II/91 Seiten, 1 Fragebogen, kart. mit 2farb. Umschlag, DM 14,–

Die Kreislauferkrankungen

(Herz, Gefäße und Systemerkrankungen)
2. Auflage, 188 Seiten, kart. mit 2farb. Umschlag, DM 36,–